整形外科

ナースポケットブック

| 編集 |

畑田みゆき

東京都立墨東病院看護部長

編集者・執筆者一覧

〈編集〉
畑田みゆき 東京都立墨東病院看護部長

〈医学監修〉
金井 宏幸 東京都立墨東病院整形外科部長

〈執筆〉
星　　正美 東京都立墨東病院看護部看護師長
三石　晃代 東京都立墨東病院看護部主任／集中ケア認定看護師
畑田みゆき 同上
西村　裕子 東京都立墨東病院看護部主任
小野寺牧男 東京都立墨東病院放射線科技師長
新籾　正子 東京都立墨東病院看護部副看護師長
荒木　　恵 東京都立墨東病院看護部主任
岩下　　緑 東京都立墨東病院看護部副看護師長
吉田麻紀子 東京都立墨東病院看護部副看護師長
牧　　松美 東京都立墨東病院主任歯科衛生士
岩舘美登里 東京都立墨東病院看護部看護師長／皮膚・排泄ケア認定看護師
高久　徳子 東京都立多摩総合医療センターリハビリテーション科主任技術員
渡部　敦子 東京都立多摩総合医療センターリハビリテーション科主任技術員
宮崎麻由美 東京都立墨東病院看護部副看護師長／救急看護認定看護師
大貫久美子 東京都立墨東病院看護部看護師長
保坂　陽子 東京都立墨東病院整形外科医長
宮原　潤也 東京都立墨東病院整形外科
中田いづみ 東京都立墨東病院整形外科

[敬称略・執筆順]

はじめに

　このポケットブックは，整形外科領域に携わる看護師がユニホームのポケットに入れて使用できるようにまとめました．

　各施設で異なる必要物品や手技，薬剤の使用方法などは，自分で書き込めるよう余白を多くし，自分で調べたことや先輩から学んだポイントやコツ，気を付けることなどを記載していくことで，自分だけの一冊にできるようにしました．

　第1章では，整形外科領域の看護ケアについて掲載しています．基本的な事項，検査，保存療法，周術期，リハビリテーション，救急処置，退院支援・退院調整について，目的，概要，治療，ケアの実際などをまとめました．

　第2章では，整形外科領域の主な疾患について掲載しています．疾患の概要，診断，治療，観察のポイントについてまとめました．

　整形外科領域に携わる多くの方々に活用していただくことで，患者さんや家族へより安全で安心できるケアの提供につながれば幸いです．

　最後に，本書を制作するにあたり，写真やイラストを使用させてくださった東京都立多摩総合医療センターの皆様に感謝を申し上げます．また，わかりやすく理解できるように編集作業を進めてくださいました学研メディカル秀潤社の黒田周作さんをはじめとする編集スタッフの方々に深く感謝を申し上げます．

2018年3月吉日

筆者を代表して
畑田　みゆき

Contents

第1章 整形外科領域の看護ケア

1. 基本的ケア …… 1
始業時点検 …… 星　正美　2
患者の情報収集 …… 6
　①身体的所見 …… 星　正美　6
　②フィジカルアセスメント …… 三石　晃代　10
　③症状の有無（整形外科の特徴） …… 星　正美　16
　④既往歴の聴取とADL …… 星　正美　20
　⑤現在の経過（急性期・回復期・リハビリ期・慢性期・終末期） …… 星　正美　23
　⑥発達段階（年齢）の特徴 …… 星　正美　28
　⑦生活の特徴（生活習慣・社会的役割等） …… 星　正美　38
　⑧心理状態（不安） …… 星　正美　40
検体の取扱い …… 星　正美, 畑田みゆき　43
家族とのコミュニケーション …… 西村　裕子　50
報告の仕方 …… 西村　裕子　54
セルフケア援助（環境整備, 清潔ケア, 排泄援助）
　…… 星　正美　58
疼痛コントロール（痛みの評価）
　…… 西村　裕子, 畑田みゆき　63
精神的支援 …… 星　正美　66

2. 検査におけるケア …… 68
X線検査 …… 小野寺牧男, 畑田みゆき　68
CT検査 …… 小野寺牧男, 畑田みゆき　75
MRI検査 …… 小野寺牧男, 畑田みゆき　80
脊髄造影 …… 小野寺牧男, 畑田みゆき　86
血管造影 …… 小野寺牧男, 畑田みゆき　90
核医学検査 …… 小野寺牧男, 畑田みゆき　94
骨密度検査 …… 小野寺牧男, 畑田みゆき　97

3. 保存療法におけるケア …… 100
安静 …… 新籾　正子　100
包帯固定 …… 新籾　正子　104
ギプス …… 112
　ギプス副子固定 …… 新籾　正子　112
　ギプス固定 …… 新籾　正子　114

ギプスカット	新籾 正子	119
牽引療法	新籾 正子	123
装具	新籾 正子	131
神経ブロック	新籾 正子	139
超音波骨折治療器	新籾 正子	147
薬物療法	新籾 正子	151

4. 周術期におけるケア …… 157

術前ケア		157
①術前オリエンテーション	荒木 恵	157
②全身状態の評価	荒木 恵	160
③自己血輸血	荒木 恵	162
術前ケア（手術前日から手術まで）	荒木 恵	164
手術と術前・術後ケア		168
①腱の手術―アキレス腱断裂	荒木 恵	168
②腱の手術―腱板断裂	荒木 恵	173
③靭帯の手術―前十字靭帯	岩下 緑	177
④靭帯の手術―後十字靭帯	岩下 緑	182
関節の手術		185
①股関節（人工関節置換術）	荒木 恵	185
②膝関節（全人工膝関節置換術・人工膝単顆置換術）	荒木 恵	194
③肘関節（人工肘関節全置換術）	荒木 恵	197
骨の手術		200
①骨の手術（内固定法）	岩下 緑	200
②骨の手術（創外固定）	吉田麻紀子	206
四肢切断術	吉田麻紀子	212
脊椎・脊髄の手術	吉田麻紀子	217
術後のポジショニング（体位交換と除圧）	西村 裕子	223
DVT 予防	西村 裕子	229
術後合併症管理		235
①観察, 術後合併症予防	西村 裕子, 畑田みゆき	235
②周術期口腔ケア	牧 松美	240
③転倒・転落防止	吉田麻紀子	245
④術後感染対策	吉田麻紀子, 畑田みゆき	249
術後のアイシング	新籾 正子	251
局所陰圧閉鎖療法	岩舘美登里	253
神経障害の予防	荒木 恵	259
術後疼痛管理	荒木 恵	262
排泄・睡眠の管理		266
①排泄の管理	荒木 恵	266
②睡眠の管理	荒木 恵	268
術後せん妄の予防と対応	星 正美	270

5. リハビリテーションとケア......276

　　リハビリテーション......高久　德子 276
　　理学療法......高久　德子 280
　　作業療法......渡部　敦子 288
　　移乗......高久　德子 294
　　歩行補助具......高久　德子 299
　　関節可動域......渡部　敦子 307
　　徒手筋力テスト（MMT）......渡部　敦子 316
　　持続的他動運動（CPM）......荒木　　恵 321

6. 救急処置におけるケア......276

　　外傷等の緊急性の高い患者の見方......宮崎麻由美 325
　　外傷処置とケア......332
　　　①脊椎・脊椎保護......宮崎麻由美 332
　　　②骨盤骨折......宮崎麻由美 338
　　　③四肢外傷......宮崎麻由美 342

7. 退院支援・退院調整......大貫久美子 344

第2章　整形外科領域のおもな疾患

1. 骨折......350

　　肘関節部の骨折......350
　　　①肘頭骨折......保坂　陽子 350
　　　②上腕骨遠位部骨折......保坂　陽子 352
　　　③上腕骨外側上顆炎......保坂　陽子 355
　　手関節・手指の骨折......357
　　　①橈骨遠位端骨折......保坂　陽子 357
　　　②手指骨骨折......保坂　陽子 360
　　　③腱損傷......保坂　陽子 363
　　腰椎圧迫骨折......宮原　潤也 365
　　股関節の骨折......368
　　　①大腿骨の骨折......中田いづみ 368
　　　②大腿骨骨頭壊死......中田いづみ 372
　　足関節の骨......375
　　　①足関節果部骨折・足関節天蓋骨折......中田いづみ 375
　　　②アキレス腱断裂......中田いづみ 378
　　　③踵骨骨折......中田いづみ 380

2. 変形性股関節症，股関節脱臼·······················382
①変形性股関節症··················中田いづみ 382
②股関節脱臼······················中田いづみ 385

3. 腰部脊柱管狭窄症·····················宮原 潤也 387

4. 頸椎症性脊髄症·······················宮原 潤也 391

5. 頸椎椎間板ヘルニア···················宮原 潤也 395

6. 腰椎椎間板ヘルニア···················宮原 潤也 399

7. 関節リウマチ·························保坂 陽子 403

8. コンパートメント症候群···············宮原 潤也 407

9. 末梢神経障害·································409
①肘部管症候群·····················保坂 陽子 409
②手根管症候群·····················保坂 陽子 411
③糖尿病性神経障害·················保坂 陽子 413

10. 脊髄損傷····························宮原 潤也 415

11. 代謝性疾患···································419
①骨粗鬆症·························保坂 陽子 419
②痛風·····························保坂 陽子 423
③偽痛風···························保坂 陽子 425

付録　整形外科のケアに必須の知識

① 薬剤 ·· 428
② 略語 ·· 430
③ 解剖 ·· 431

Index ·· 434

··· Column ···

整形外科における「活動状況」の把握　5／骨吸収抑制薬関連顎骨壊死（ARONJ）　244／せん妄患者への対応でやってはいけないこと　275

編集担当：黒田周作，瀬崎志歩子　　編集協力：酒井悦子，鈴木優子
カバーデザイン：(株)ペントノート　　本文デザイン：小佐野咲
DTP：(株)センターメディア，(株)学研メディカル秀潤社制作室(梶田庸介)
本文イラスト：青木　隆デザイン事務所，(株)日本グラフィクス

本書の特徴と活用法

- 本ポケットブックは,「看護ケア」と「疾患」の2部構成になっています.
- 「看護ケア」では,施設ごとで個別性の高い準備物品や手技などの項目は,自施設の方法を書き込めるように空欄にしています.
- その他,先輩から学んだポイントやコツ,気をつけなければならないことなど,必要な情報をどんどん書き込んで,あなただけの1冊に育ててください.

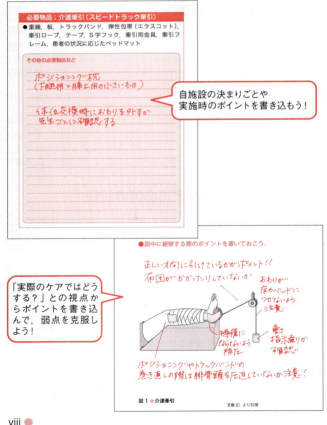

第1章

整形外科領域の看護ケア

基本的ケア
検査におけるケア
保存療法におけるケア
周術期におけるケア
リハビリテーションとケア
救急処置におけるケア
退院支援・退院調整

始業時点検

目的

* 看護提供のための担当患者の情報を把握する.
* 業務遂行のためのスケジュールを調整する.

実際

患者に挨拶に行く前の確認

〈医師指示〉
- 安静度・活動レベル
  - →どの程度までの活動が許可されているか.
    下肢の場合:荷重の程度
    肩の場合:可動許可範囲　　　　　　など
- 清潔ケア
  - →シャワー浴などの許可があるか.
    許可がある場合:どのような配慮,介助が必要なのか.
- 急変時・疼痛時・不眠時などの対応
- 術前・術後の指示

〈フローシート〉
- バイタルサイン
- ドレーン排液の性状と量
- 食事の内容と摂取状況
- 排泄の状況
- 鎮痛処置内容
- 活動状況
  - →車椅子の場合:見守りが必要か,自力での移乗が可能か.

〈経過記録〉
- 看護計画
- 現在行っているリハビリテーションの内容

- クリニカルパス適用の場合：アウトカムの内容

〈診療録〉
- 医師からの病状説明の内容と患者家族の反応，患者の受け入れ状態
- 治療経過・結果
- 血液検査結果
    → とくに感染徴候を示す値，深部静脈血栓症（DVT）の徴候を示す値に注意する．
- X線，CT，MRI検査結果

〈薬物療法〉
- 処方内容：内服時間と内服薬の内容
- 注射・点滴：輸液時間と輸液の内容

〈患者のスケジュール〉
- 検査・透析・治療など（前日・当日・翌日）
    → 検査結果の把握，検査の準備状況を確認する．

〈看護指示〉
- 清潔，ケアの評価日など

〈その他の確認〉
- 患者に関する他職種からの伝言等の情報共有事項
- 退院支援の進行状況

Memo

患者に挨拶に行った際の観察・確認項目……

〈意識状態〉
- 見当識, 認知機能の程度, 感情などといった全体的な印象を観察する.

〈ライン・ドレーン類の確認〉
- 刺入部から点滴バッグ, ドレナージバッグまでたどって確認する.
- 刺入部の腫脹・発赤などの感染徴候の有無
- 輸液の投与内容, 投与量, 投与速度が指示どおりか. 麻薬, 昇圧薬などはダブルチェックを行う.
- 点滴バッグの残液量
- 留置期間, ライン交換やドレッシング交換の必要の有無
- 排液の性状と量

〈機器類の作動状況の確認〉
- 設定は指示どおりで正常に作動しているか.

〈身体拘束の状況確認〉
- 不必要な拘束がなされていないか. 身体拘束は適切になされているか.

〈ベッド周りの環境整備〉
- ナースコールの位置
- 車椅子や歩行器の設置場所
- 不必要なものが置かれていないか. 必要なものが手の届く範囲にあり, 整理整頓されているか.

〈その他の確認〉
- 当日のスケジュール(検査・リハビリテーションなど)を知らせる.
- 入浴・シャワー浴の時間, 手術前準備などの時間を調整する.

···Column···
整形外科における「活動状況」の把握

　整形外科疾患患者の安静度や活動状況は，術後の経過，リハビリテーションの経過によって日々変化する．医師からの安静度の指示を確認し，現時点での患者の活動状況を正しく把握して評価し安全に活動範囲を広げていくことは，整形外科疾患患者のケアを実践しているナースの重要な役割である．

　食事摂取時のヘッドアップはどの程度までしてよいのか，排泄介助はベッド上で行うのか，車椅子でトイレまで行ってよいのか，下肢の疾患の場合は免荷なのか，どの程度の荷重が許可されているのか，自力で安全に車椅子へ移乗できるのか，看護師の見守りが必要なのか，などについてスタッフ全員が把握している必要がある．

　施設によってはそのような活動状況をベッドサイドに表示しているところもあるようだが，プライバシー保護の観点からむずかしい場合もある．フローシートの観察項目の一番上に「活動状況」の欄を設けて記載するという方法も有用である．

　日々変化する活動状況をタイムリーに周知するための方法を，各部署で決めておくことが重要である．

Memo

患者の情報収集
身体的所見−①現病歴の聴取

目的

* 入院に至った経緯や受傷機転を知る.
* 患者の全体像をとらえ,入院後の生活援助とニードを把握する.

概要

- 現病歴とは,現在の症状(主訴)が,いつから,どのように始まり,どのような経過を辿ってきたのか,前医ではどのような治療を受けたのか,どのような症状が出たのか,といった情報をまとめたものである.

実際

現病歴で聴取する項目

- 整形外科領域では,痛みやしびれなどの自覚症状を緩和し日常生活動作(ADL)を改善するための治療や,突然の事故などで受傷し運動機能を維持・改善するための治療,慢性期の継続的な治療など,さまざまな目的の入院がある.
- 以下の項目を中心に患者に聴取する.

①**痛み(しびれ)の質**:疝痛や鈍痛などの用語だけでなく,「しくしく痛む」などの患者の表現をそのまま引用する.

②**痛み(しびれ)持続時間**:どのくらい持続するのか,動作時のみでなく安静時も続くのかを聞く.

③**痛み(しびれ)の誘因**:たとえば,歩行時に痛い,起床時に痛むなど,痛みを生じるきっかけを聞く.

④**痛み(しびれ)の部位**:できるだけ詳細に聞く.

たとえば、膝であれば関節の前方・後方、内側・外側、膝蓋骨・膝蓋腱の付着部など、痛い部位を患者本人に指で示してもらう.
⑤**痛み（しびれ）の経過**：痛みが生じてからの推移、軽快と増悪を繰り返すか、急激に痛みが生じるか、徐々に痛みが増悪するかなどを聞く.
⑥**ADL障害**：訴えている症状によって何が困難なのかを聞く．看護計画立案上、ADL障害について詳細に聞くことが重要である.

入院時の面接の心構え
- 入院時には，初対面でありながら，患者のプライバシーに関することを聞くことも多くなる．面接の際には，真摯で思いやりのある態度を心がけ，プライバシーに配慮し，信頼関係を築くことが大切である.
- 患者は，疾患に対する不安や環境の変化による不安・恐怖が強く，緊張のため理解力・表現力が乏しいようにみえることもある．それらを考慮し，先入観や偏見のない率直な相互関係の形成・維持ができるように心がける.
- 聴取した情報をどのように使うのか，答えたくないことには無理に答えなくてもよいことをあらかじめ伝えておく.

面接の進め方
〈Step1：環境づくり〉
1. 自己紹介：礼儀正しい挨拶とていねいな言葉遣いを心がける.
   例：「本日担当いたします看護師の○○と申します」
2. 面接の必要性と答えない権利の説明
   例：「お話しいただいた内容は今後の治療，看護の参考にさせていただきます．何か支障があ

ればお答えいただかなくても構いませんので、その旨お伝えください」
3. **苦痛はないかの確認**：楽な姿勢を促す．
   例：「これから○分ほどお話を伺いたいのですが，よろしいでしょうか．痛みやつらいところはありませんか．楽な姿勢でかまいません」
4. **リラックスできる環境づくり**：室温・明るさは適切か，不快な騒音・臭気はないかを確認する．
5. **不安や恐怖・孤独感・心配事の確認**：患者の不安や恐怖・孤独感・心配事を適宜受け止め，温かい態度で臨む．

〈Step2：患者状態の把握〉
- 患者の聴力，視力，知的レベル，集中力，記憶力，表現力，認知機能，コミュニケーション能力，声の大きさ，言葉の選択，表情などを把握する．

〈Step3：質問〉
1. **話しやすい雰囲気づくり**：すぐに症状の具体的なことを聞くのではなく，一般的な事柄から始める．
2. **質問方法の工夫**：Yes・Noで答えられるような質問ばかりにならないようにする．思っていることを自由に話せるように，オープンクエスチョンを組み合わせる．
3. **目的のある聞き方**：今後の治療，看護，退院後の支援につなげられるような質問をする．
4. **言葉の選択**：専門用語は極力使わず，わかりやすい言葉を使う．

データベース

- 情報を系統的に聴取するツールとしてデータベースがある．患者の全体像を把握するためには有効であるが，必ずしもすべての項目を順番に埋めよ

うとする必要はない.
- 入院に至った理由から,患者が今最もつらいと思っている点(痛み・しびれなど),困っている点(歩けない・手先の細かい作業ができないなど)から聴取を始め,関連した項目を意図的に深く掘り下げていくことが,入院中の看護や退院後の生活を見据えた指導につながる(**図1**).

患者の情報収集

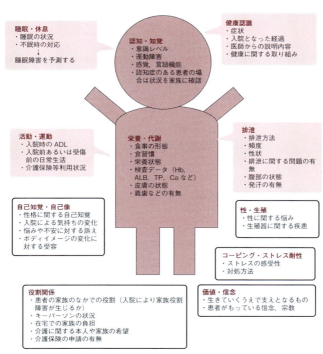

図1 ◆データベースの一例

患者の情報収集
身体的所見－②フィジカルアセスメント

目的

* 患者の主観的・客観的情報を収集し，身体的所見を正確に評価する．

フィジカルアセスメントの概要

- フィジカルアセスメントとは，**「フィジカル」＝「身体」**，**「アセスメント」＝「評価」**を意味しており，身体所見を評価することである．
- 患者から主観的情報の**「問診」**と，客観的情報の**「視診」「触診」「聴診」「打診」**（フィジカルイグザミネーション）を行い，患者の身体情報を得る．
- その身体情報を統合して**フィジカルアセスメント（患者の状態評価）**を行う．整形外科領域では，主に**「問診」「視診」「触診」**，関節可動域の観察が必要となる．

実際

- 患者の症状を把握する．**主観的情報**（Subjective data）として，「問診」を行う．
- 不調の原因を予測してから，**客観的情報**（Objective data）である「フィジカルイグザミネーション」を行う．
- 正常な状態を知らないと異常な状態に気がつくことができないため，日頃から正常な状態をよく知っておく必要がある．

フィジカルアセスメントの手順

- フィジカルアセスメントは，以下の手順で進める．
    1. フィジカルアセスメントを行う際は，患者に

「今から何を行うのか，何をみるのか」をわかりやすく説明をしてから身体に触れる．触れた後は，その結果を説明する．
2. 身体の構造をイメージしながら，フィジカルアセスメントを行う．
3. 問診から始めて，今患者に起こっている問題や気になる症状を確認する．

問診のポイント

- **発症**：いつ，どのような状況で何が起こったか．
- **経過**：症状が続いているのか．症状は改善しているのか，悪化しているのか．
- **質**：鈍い痛み・圧迫されるような痛み・しびれるような痛みなど，痛みはどんな種類か．
- **量や程度**：「全然痛くない」を0とし「非常に痛い」を10とするなど，痛みは数で表現する．
- **部位**：症状が身体のどこに出ているのか．
- **随伴症状**：主症状以外にも気になる症状があるか．
- **既往歴**：筋・骨格系の疾患の有無，手術既往の有無などがあるか．

観察のポイント

観察部位と順序

- **①筋・骨格の状態，②関節・関節周囲の状態，③関節可動域，④筋力**の4つを念頭に置き，フィジカルイグザミネーションを行う[1,2]．
- たとえば，歩行の状態や姿勢，日常生活動作（ADL）を観察すると，運動機能の評価ができる．しかし筋・骨格に異常がある場合は，転倒・転落の危険があるため安全に配慮し，観察を進める必要がある．
- 観察の際は，身体の上から下の順序で観察する（**表1**）．

表1 ◆観察部位と順序

脊柱 ➡ 肩関節 ➡ 上肢 ➡ 肘関節 ➡ 手関節 ➡ 股関節 ➡ 膝関節 ➡ 足関節

視診

- どの部分のアセスメントを行う際にも,患者の負担が少ない視診から始める.
- 筋肉質な患者や肥満患者は,外観だけでは判断がつきにくいこともある.左右の差を見比べると異常に気づくことができる.
- 視診は,以下の手順で進める.

1. 問診で得た情報から,観察する部分を露出する.その際,カーテンを閉め,必要のない部分はバスタオルで覆うなどして隠し,プライバシーには十分配慮する.
2. 室温によって皮膚の色が変わることがあるため,注意する.肌を露出するため,患者が寒くないように配慮する.
3. 皮膚の色や腫れの具合,骨の変形などの正確な観察を行うためには,室内は適切な明るさとする.
4. 関節や筋肉の位置や大きさ,左右の対称性や色(発赤,紫斑など),腫脹や硬結などはないかなどを観察する(**図1**).

触診

- 患者に直接手で触れることによって,皮膚の温度(熱感)や湿度,患部の腫脹や圧痛の有無,骨の変形の状態などの情報を得る.患者を**緊張させないように,健側から触れること**が重要である.
- 肩関節,腰椎,椎間板ヘルニア疾患を疑う場合などに触診でさまざまなテストを行い,身体評価を行う場合があるが,医師,理学療法士が行うこと

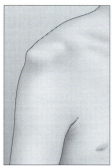
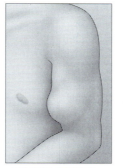

肩峰の直下が陥没している
①肩関節脱臼患者のSulcus sign

力こぶが肘の方に出る
②上腕二頭筋腱の断裂・脱臼のPopeye sign

図1 ◆異常所見の例

が多く，必ずしも看護師が行うものではない．
- 触診は，以下の手順で進める．
1. 皮膚の温度は手背で触れると感度が高く，細かい識別は指先が適している．
2. 患者を傷つけることや不快感を与えることを避けるため，爪は短く切り，手を温めておく．
3. 一度痛みを与えてしまうと筋肉が緊張し，関節の不安定さの評価や筋肉自体の診察がむずかしくなるため，痛みの少ない健側〜疼痛の弱い部分から触れ，痛みが強いところは必要以上に押さない．

関節可動域（ROM）

- 自動運動と他動運動での比較を行う．自動運動を行い，他動運動ではどの程度可動するのかを観察する．
- 関節の基本肢位（0°）がどの位置かを理解し，どの程度の範囲で運動ができるのか，制限されているのかを観察する（**表2**）．詳細は，p.307「関節可動域（ROM）測定・訓練」を参照のこと．

表2 ◆筋・骨格系アセスメント表

外観	姿勢	正常	異常	歩行状態	正常	異常	
脊柱	彎曲	有	無	姿勢	有	無	
肩	左右差（構造）	有	無	筋力	有	無	
肩関節	左右差（構造）	有	無	変形	有	無	
	熱感	有 無	腫脹	有 無	圧痛	有 無	
	ROM	屈曲	伸展	外転	内転	外旋	内旋
上肢	MMT	右下肢			左下肢		
	熱感	有 無	腫脹	有 無	圧痛	有 無	
	ROM	屈曲	伸展		回内	回外	
	筋力	三角筋 有 無	上腕二頭筋 有 無		上腕三頭筋 有 無		
手関節	左右差（構造）	有	無	変形	有	無	
	熱感	有 無	腫脹	有 無	圧痛	有 無	
	ROM	掌屈	背屈	橈屈	尺屈		
	離握手		有		無		
股関節	左右差（構造）	有	無	変形	有	無	
	熱感	有 無	腫脹	有 無	圧痛	有 無	
	ROM	屈曲	伸展	外転	内転	外旋	内旋
膝関節	左右差（構造）	有	無	変形	有	無	
	熱感	有 無	腫脹	有 無	圧痛	有 無	
	ROM			屈曲	伸展		
足関節	左右差（構造）	有	無	変形	有	無	
	熱感	有 無	腫脹	有 無	圧痛	有 無	
	ROM		底屈	背屈			
下肢	MMT	右下肢			左下肢		

〈関節の基本的運動〉（図2）

- **屈曲**：骨と骨を近づけ，関節の角度を近づける運動
- **伸展**：屈曲とは反対に，関節の角度を広げる運動
- **回旋**：身体のある部分の長軸を運動軸として回転する運動
- **外転**：手や足を身体の軸から遠ざける運動．また手や足の指を広げる運動
- **内転**：外転とは反対に，四肢のどれかを身体の軸に近づける運動

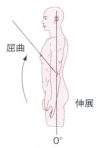
①ひじ関節の屈曲・伸展

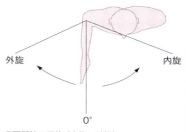
②肩関節の回旋（内旋・外旋）

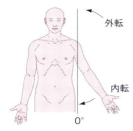
③肩関節の外転・内転

図2 ◆ 関節の基本的運動

徒手筋力テスト（MMT）

- 徒手筋力テスト（MMT）は，麻痺や筋力低下の評価をする検査であり，大まかにではあるが，各筋力の状態について調べることができる．経過をみるためにベッドサイドでも簡単に実施できる検査法である．詳細は，p.316「徒手筋力テスト（MMT）」を参照のこと．

◆引用・参考文献
1) 横山美樹：はじめてのフィジカルアセスメント，メジカルフレンド社，2015．
2) 近藤泰児監：整形外科ビジュアルナーシング，学研メディカル秀潤社，2015．
3) 山内豊明：問診の7つの視点．フィジカルアセスメントガイド，第2版，医学書院，2011．

患者の情報収集
身体的所見－③症状の有無

目的

* 視診・触診により障害されている部位,現れている症状の観察を行う.

実際

- 骨・関節・筋肉・神経など運動器の障害を扱う整形外科では,疾患の診断・経過を知るために患部だけでなく,全身的な運動機能及び神経学的検査が必要である.
- 診察の介助にあたって看護師は,診察の手順はもとより,運動機能,内部可動域,その他診断に必要な検査の意味を理解しておく必要がある.

診察に必要な器具・物品

- 打腱器(ハンマー),ノギス,ルーラー,音叉,角度計,握力計,痛覚計,筆,皮膚鉛筆など

Memo

観察のポイント

- 整形外科領域では視診が最も重要である．視診で障害部位の見当がついたら，患部の触診を行う．

視診

- 患者が診察室に入ってきた時の歩行状態，体幹のバランス，四肢の変形・短縮，皮膚の状態を観察する（**表1**）．視診により障害の推測が可能である．
- 関節可動域（ROM）測定で腰椎や股関節などをみる場合，裸身に近い状態になることがある．患者のプライバシーに十分に配慮し，男性医師1人の場合は女性患者のみで視診や触診は行わないように配慮する．
- 視診では以下の点に注意する．視診のポイントを**表2**に示す．
・体型（体型から相関する疾患が推定できる，肥満体型であれば腰椎，関節の退行性疾患が推測できる），姿勢
・動作，表情
・左右差（四肢の長さ），バランス
・歩き方（跛行の有無），関節の動きや麻痺の有無
・腫脹，筋萎縮（患肢の肥大や萎縮の有無），関節拘縮の有無
・外傷や手術痕の有無（大きさ，深さ，感染徴候，

表1 ◆ 視診で異常がみられる整形外科領域の代表的な疾患

体型の異常	骨形成不全症，軟骨無形成症，多発性骨端異形成症，脊椎骨異形成症など
姿勢の異常	脊柱側弯症，骨粗鬆症，脊椎カリエス，脊椎すべり症など
肢位の異常	関節脱臼，末梢神経麻痺，関節拘縮，骨盤傾斜など
四肢の変形	変形性関節症，関節リウマチ，内反足，内反肘など
皮膚の異常	関節炎，血行障害，褥瘡，末梢神経麻痺，二分脊椎など
腫脹・腫瘤	関節炎，内出血，関節水腫，関節血腫，痛風結節，軟部腫瘍など
創・瘢痕	開放骨折，褥瘡，熱傷，外傷など

文献1）より引用

表2 ◆ 視診のポイント

顔面	表情はどうか,麻痺はないか,特異な顔貌ではないか
頭部,肩部	位置はどうか,鎖骨・肩関節の形はどうか
上肢	上腕二頭筋・肘関節・手関節の形はどうか,腫脹はないか 肘頭や前腕に腫脹はないか 皮下出血はないか
手指	発汗・振戦はないか,筋や手・手指の形はどうか,指関節に腫脹はないか
背中	脊椎の彎曲はないか,腫瘤や異常発毛はないか,腸骨稜に傾きはないか
下肢	皮膚の状態,股関節・膝の位置はどうか
足部	足・足趾やアキレス腱の形はどうか,腫脹はないか

文献2)を参考に作成

表3 ◆ 触診のポイント

皮膚	乾燥・湿潤,発汗,熱感・冷感
筋肉	緊張度,硬結
腱	走向,腫脹,腱鞘の肥厚,連続性,圧痛
関節	アライメント*,関節面の位置,腫脹,関節液貯留,圧痛
骨	彎曲,肥厚,隆起,欠損,腫脹,連続性,圧痛

*頭・体幹・四肢の体軸や関節の位置関係

文献1)より引用

褥瘡)
・発赤や皮膚の着色の有無(炎症の3主徴である発赤,腫脹,疼痛に注意)

触診

- 視診により異常部位に見当をつけ触診を行う.触診では皮膚,筋肉,骨,関節の状態がわかる.触診のポイントを**表3**に示す.病歴と診察結果をあわせて必要な検査へ進めていく.
- 皮膚の触診は両側を行う.熱感は炎症や腫脹を示し,冷感は麻痺や血行障害を考える.
- 腫脹は形状,硬さ,皮膚や皮下組織の癒着を触知し,骨性か軟部組織性かを判断する.
- 関節の腫脹は関節液や血液の貯留が考えられる.

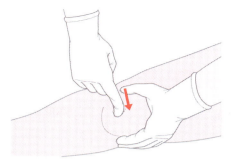

図1 ◆膝蓋跳動

膝関節に貯留液があると指で膝蓋骨を押すと浮き沈みする膝蓋跳動を確認できる（**図1**）．
- 指で押すと痛みを感じることを圧痛という．関節や骨折の病変部位を特定するために有効である．四肢の骨折部位の遠位を叩打すると，骨折部位に痛みを感じる．末梢神経の損傷では，叩打により損傷部位の支配領域にしびれ（ティネル様徴候）が生じる（410頁参照）．

◆引用・参考文献
1) 落合慈之：整形外科疾患ビジュアルブック第2版．p34-36，学研メディカル秀潤社，2018．
2) 織田弘美編：整形外科外来勤務ハンドブック．p11，南江堂，2007．
3) 宮尾和子監：整形外科 改訂版看護のキーポイントシリーズ．p.29，中央法規，1996．
4) 池田寛：身体所見．整形外科ケアマニュアル ポケット版（土方浩美編）．p.4-6，照林社，2000．

Memo

患者の情報収集
身体的所見－④既往歴の聴取とADL

目的

* 患者から既往歴（診断名，治療歴，手術・投薬），家族歴，職業歴，趣味，生活習慣を聴取することにより，現在の疾患との関連を知ることや退院後のADLの指導に役立てる．
* 患者の社会的・精神的背景などを含めて全人的な把握を行う．

実際

- 問診では，患者からの情報によってある程度疾患を推定することが可能となる．

既往歴

- 患者が過去に罹った疾患の診断名，治療歴（手術や投薬）とその後の経過を聴取する．
- 薬剤に対するアレルギーの有無を聴取する．
- 副腎皮質ステロイド薬使用後の大腿骨壊死，糖尿病治療中の感染などや，投薬の禁忌などの情報を聴取することは重要である．
- 患者から得た情報は関係者で共有する．

> 例　「これまでに入院や手術をするような病気はされたことがありますか」
> 「薬や注射または食べ物でじんましんが出たり，かぶれたりしたことはありますか」

家族歴

- 三親等以内の家族で患者がその死因を知っていれば聴取しておく．運動器疾患のなかには骨系統疾

患などの遺伝性疾患や家系内で発生頻度の高い疾患もあることから，家族にも同様の症状が起こったことはないかを聞いておく．

> 例　「ご家族は何人ですか」
> 「ご家族に同じような症状を訴える方はいますか」
> 「ご家族で大きな病気をされた方やそれで亡くなった方はいますか」
> 「何歳で亡くなられましたか」

患者の情報収集

職業歴
- 患者の職業を聞くことで，職業に関連する疾患であるかがわかる．
- 肉体労働者であれば，筋骨格系に負担をかけやすいので，変形性関節症や腰痛症などが想定される．

> 例　「失礼ですが，お仕事は何をなされていますか」

趣味
- スポーツが趣味である場合などは，野球肘，テニス肘などスポーツに関連する疾患が想定される．

生活習慣
- 食事内容では，嗜好品を聴取することによって現疾患との関連が推測できる場合がある．たとえばアルコール多飲と関連する大腿骨壊死や痛風などである．
- 趣味や生活習慣の聴取から患者の性格をつかみ，心因性要因の関与の有無を確認する．

> 例　「食欲はありますか，最近著しい体重変化はありますか」
> 「お酒は飲まれますか，タバコは吸われますか，量はどのくらいですか」

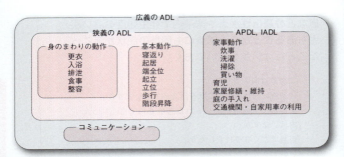

図1 ◆ ADLの概念

文献1)より引用

日常生活動作(ADL)の評価

- 患者自身に日常生活動作（ADL）をどの程度できるか聴取する．ADLは誰もが普段の生活で行っている，更衣・入浴・排泄・食事・整容などといった基本的な行動である．
- ADLの概念を**図1**に示す．またADLの定量的評価法に機能評価（BI）がある（278 表1参照）．
- 食事，整容，トイレ動作，入浴，歩行，階段昇降，着替え，排便コントロール，排尿コントロールの10項目を評価する．
- 最高得点は100点で最低得点は0点，合計点数が高いほど動作能力が高い．

◆参考・引用文献
1) 落合慈之監：リハビリテーションビジュアルブック第2版．p439-440，学研メディカル秀潤社，2017．
2) 内田淳正監：標準整形外科学第11版．p81，医学書院，2011．
3) 河合伸也監：Nursing Selection7 運動器疾患．p170，学研メディカル秀潤社，2003．
4) 池田寛：問診・看護健康歴．整形外科ケアマニュアル ポケット版（土方浩美編），p2-3，照林社，2002．

患者の情報収集
⑤現在の経過(急性期・回復期・慢性期・終末期)

目的

* 病期別の患者への適切な働きかけを行うための情報を得る.

実際

急性期
- 交通事故・労働災害・スポーツ外傷などの多くは外傷性の急性症状がみられる時期である.
- 現場での初期の応急処置,ならびに患者の状態の把握と重症度の判断,来院時の救急処置,手術などの迅速かつ的確な支援を行う.
- 外傷は突発的なことも多く,患者や患者家族が精神的に動揺していることが多いことを念頭においておく.

〈患者の状態の観察〉
①バイタルサインチェック
- 患者の救命が再優先であり,バイタルサインチェックを迅速に行う.
- 脈拍数・呼吸数・血圧・状態のチェックを行う.
- 外出血,ショック症状・呼吸困難の有無を確認する.

②症状・徴候の観察
- 排尿は正常か否か確認する.
- 罹患部位の循環不全・感覚障害の有無の確認を行う.
- 疼痛,腫脹,変形,機能障害,異常可動性の有無の確認を行う.
- 意識があれば,患者から受傷による疼痛や機能障

害と原因や経過を確認する．意識がない場合は，患者の状況とその原因について付き添い人に確認する．

③合併症の有無
- 血管損傷，神経損傷，腱損傷，皮膚損傷，内臓損傷などの合併の有無を確認する．

④心理面
- 患者は動転し，状況を理解できない場合が多い．患者が次第に状況を受け入れられるよう支援する．
- 家族からも患者の状況，患者が動転していればその原因などを聞く．あわせて患者の性格についての情報も得ておくとよい．

回復期
- 長期にわたって，患部の安静や固定が必要になるので，患者のリハビリテーションに対する意欲の向上と動機付けが重要な時期である．
- 早期のリハビリテーションによる機能改善が関節硬直，拘縮，筋力低下，全身の機能低下などを防ぐことになる．
- 早期から機能障害を改善する働きかけを行い，日常生活動作（ADL）の維持・拡大のためリハビリテーションに重点をおく．
- 患者に残された機能を十分に広げられるように，患者家族も含めて支えていく．

〈ADLの拡大・自立〉
- 以下のポイントについて確認する．

①筋力低下の予防・回復
- 疾患や安静度にあわせた良肢位の保持，体位変換，関節可動域（ROM）訓練，筋力強化などの練習・運動を実施する．

② ADL
- 運動の必要性や具体的方法への理解を促す．

- 適切な移動動作の範囲拡大のための方法を指導する．
- 移動範囲を広げるための適切な装具の使用を促す．
- 排泄行動に関する困りごとを聞く．

③心理面
- 患者の障害についての認識を確認する．
- 患者の障害の受容と現実への対処の援助を行う．
- 患者の絶望感や無気力状態の有無を確認する．
- 怒りや悲しみなどの感情表出の有無を確認する．

④リハビリテーションスタッフとの連携
- リハビリテーションスタッフとの情報共有を図り，共通の目標に向かって，患者の日常生活復帰を見据えたリハビリテーションを，各職種の専門性を活かして進める．

慢性期

- 運動器疾患の多くは慢性的経過をたどり，骨折や脱臼以外は，後遺症が残ることも多い．
- 後遺症の残る患者の場合は，精神的苦痛も強い．疾患や機能障害を自分自身の一部として受容し，新しい生き方や価値観を形成できるよう支援する．

〈疼痛の緩和〉
- どのような痛みであっても，患者は痛みによって神経を削がれ，活動を妨げられることで可動性の障害を生じる可能性がある．
- 疼痛のコントロールの有無を確認する．
- 疼痛の緩和のための安静と関節拘縮・筋力低下予防のための運動のバランスを指導する．

〈合併症の予防〉
- 良肢位の保持の方法を指導する．
- 褥瘡の有無，筋・関節の拘縮，変形の有無を確認する．

患者の情報収集

- 身体の清潔や栄養・排泄管理の状況を確認する.

〈心理面・社会面〉
- 患者が現状をありのまま受容し, 障害を克服する意欲が向上するまで, 客観的な態度で粘り強く支援する.
- 身体の変形や障害, ボディイメージの変化に対する心理的葛藤の状況を理解し, 支援していく.

〈今後の生活にあわせた支援〉
- 残存機能の回復や残存機能を活かすことを考慮した自助具・補助具の工夫, 家族を含めた生活の場の改善などを支援する.
- 多職種連携による今後の生活に即した支援を行う.

〈家族への支援〉
- 身体機能の低下や他者に依存する生活が始まると, これまでの患者の役割や家族関係が変化する.
- 家族に患者の状態について説明し, 理解を得る.
- 患者に必要な援助方法に関する具体的な指導を行う.
- 家族の不安や悩みごとの確認と適切な支援をする.

〈社会資源の活用〉
- メディカルソーシャルワーカーなど他職種との連携を行う.
- 社会資源の活用方法を紹介する.

終末期
- 運動器疾患での終末期とは, 悪性腫瘍がほとんどであり, 状態が悪化した場合や, 癌の骨転移などがある.
- 苦痛, 不穏, 呼吸困難など全身状態の悪化によっ

てあらゆる症状が出現する.
- 終末期は，症状緩和と不安の軽減に努め，患者が穏やかな時間を過ごせるようにすることが大切である.
- 以下のポイントについて確認する.

①症状の増悪による症状緩和に対する援助
②精神的不安の緩和に対する援助
- 残された日々を穏やかに大切に過ごせるような配慮を行う.

③家族への援助
- 家族は，患者が苦しんでいることへの堪えがたさと患者の死への深い悲しみにおそわれている.
- 家族が混乱せず，患者の病状や予後について受け止められるような支援を行う.
- 家族の気持ちを理解した共感的な態度で接する.
- 家族が最後まで患者のそばにいられるような配慮をする.
- 家族が疲労しないように配慮する.

◆引用・参考文献
1) 井上久ほか：骨・関節・筋疾患患者の看護 成人看護学10. メヂカルフレンド社, p194-200, 1994.
2) 小林ミチ子：系統看護学講座専門分野Ⅱ 成人看護学10. p261-293, 医学書院, 2016.

Memo

患者の情報収集
⑥発達段階(年齢)の特徴

目的

* 発達段階別の特徴を知り,個々のライフサイクルや役割を考慮する.
* 退院後の生活や役割を予測し,意図的に情報収集する.

実際

- 整形外科領域が対象とする患者の年齢層は小児から高齢者までと幅広く,病気だけではなく骨折や靱帯・腱断裂などの不慮の事故や怪我での受診も多い.
- それぞれの年齢層の発達課題と身体的特徴を踏まえ,起こりうる問題を予測しながら意図的に情報収集することが重要である.
- 前提として,個人差があることを認識しておく.
- 各発達段階で達成しておくことが望ましい課題としてハヴィガーストの発達課題がある(**表1**).

表1 ◆ ハヴィガーストの発達課題

発達段階	発達課題
①乳児期	・歩行の学習 ・固形食を食べる学習 ・話すことの学習 ・排泄のコントロールの習得 ・性差と性に対するつつしみの習得 ・善悪の区別の習得 ・良心の発達 ・生理的安定を得ること ・社会や事物についての単純な概念を形成すること ・両親や兄弟姉妹,他人との情緒的に結びつくこと

②児童期	・日常の遊びに必要な身体的技能の学習 ・成長する生活体としての自己に対する健全な態度を養うこと ・遊び友達と仲良くすること ・男子・女子の区別とその社会的役割の適切な認識 ・読み・書き・計算の基礎的能力の発達 ・個人的独立の段階的な達成・母子分離 ・日常生活に必要な概念の発達 ・良心・道徳性、価値判断の尺度の発達 ・社会の諸機関や諸集団に対する社会的態度の発達
③青年期	・同年齢の両性の友人との交流と新しい成熟した人間関係を持つ対人関係スキルの習得 ・男性・女性としての社会的役割の達成 ・自分の身体的変化を受け入れ、身体を適切に有効につかうこと ・両親や他の大人からの情緒的自立の達成 ・経済的独立について自信をもつこと ・職業選択し準備すること ・結婚と家庭生活の準備をすること ・市民として必要な知識と態度の発達 ・社会的に責任ある行動を求め、達成すること ・行動の指針としての価値や倫理の体系の学習
④壮年期	・職業に就くこと ・配偶者の選択 ・配偶者との生活の学習 ・子供を育てること ・家庭の心理的・経済的・社会的な管理 ・市民的・社会的責任を負うこと ・適した社会集団の選択
⑤中年期	・成人としての市民的・社会的責任の達成 ・一定の経済力を確保し、維持すること ・配偶者と信頼関係を築き人間として結びつくこと ・大人の余暇活動を充実すること ・10歳代の子供たちが信頼できる幸福な成人になれるように援助すること ・中年期の生理的変化を受け入れ、適応すること ・年老いた両親に適応すること、世話をすること
⑥老年期	・肉体的な力、健康の衰退に適応すること ・退職と収入の減少に適応すること ・市民的・社会的義務を引き受ける ・死の到来への準備と受容、配偶者の死に適応すること ・自分と同じ年頃の人々と明るい親密な関係を結ぶこと ・肉体的な生活を満足に遅れるように準備すること

文献1）をもとに作成

乳児期(生後 1 年未満)

- 身体的・知的機能の発達が著しい時期である(**表2**).
- 出生直後から対光反射,閉眼反射がみられ,生後1か月で注視,2〜3か月で追視がみられる.6〜7か月ごろには人の顔を見分けられるようになる.
- 聴覚機能は胎児期より備わっており,生後2〜3か月ごろから音の方向を識別する能力が発達する.
- 味覚と嗅覚は新生児から備わっている.
- 新生児期は口唇・舌・手掌・足底などの触覚が敏感だが,3〜5か月ごろに弱まる.
- 大泉門は重要な観察ポイントとなる.
  - 膨隆:髄膜炎,脳炎,脳腫瘍などによる脳圧亢進の症状
  - 陥没:脱水症の徴候
- 水分代謝量が最も多い時期である.
- 乳幼児期の身長と体重の評価は同性同年齢の子どもの集団の平均と標準偏差を用いる方法とパーセンタイル値を用いる方法がある.厚生労働省から発育調査結果に基づくパーセンタイル値が提示されている.

Memo

表 2 ◆乳児期の発達の特徴

身体的発達	その他の発達
・身長：生後 1 年で出生時の 1.5 倍 ・体重：生後 1 年で出生時の 3 倍 ・大泉門は出生後数か月は増大，その後縮小する（1 歳半までに閉鎖） ・呼吸数：成人よりも多い ・呼吸：呼吸困難になりやすい，腹式呼吸 ・心拍数：成人よりも多い ・血圧：低い ・体温：成人よりも高く，日内変動もみられる	・愛着形成がみられる ・早期より人に対して笑う，声を出すなどの社会的反応がみられる ・乳児初期は空腹や不快など，欲求を泣くことで伝える ・言語発達：生後 2～3 か月ごろに喃語が現れる→ 1 歳前後に意味のある言葉が現れる（初語） ・6～7 か月ごろより特定の人と見知らぬ人を識別し，見知らぬ人に対して恐怖を抱くようになる（人見知り）
・血液：出生時は生理的に多血傾向→赤血球や血色素の減少→ 3 か月後に最も減少する ・血小板：出生直後やや多い→ 3 か月後に成人とほぼ同じになる ・乳歯：生後 6～8 か月ごろからはえはじめる ・消化機能：胃の噴門や幽門は未発達のため溢乳がみられる，消化吸収能力は未熟である（胃容量が小さく，消化液の分泌は不十分） ・水分代謝：必要水分量（1 日）体重あたり 120mL～150mL，不感蒸泄量約 50mL ・原始反射：生後数か月で消失する ・五感が発達する ・発達の目安：首がすわる（3 か月ごろ）→寝返り（5～6 か月ごろ）→お座り（6～8 か月ごろ）→掴まり立ち（10 か月ごろ）→歩く（1 歳～）	・6～7 か月以降，親の姿を探したり，顔を見て笑ったりするなど，愛着行動が現れる．また，そばを離れると不安で泣く，探し求めえるなどの分離不安がみられる

Memo

幼児期（生後 1 年以降〜就学前）

- 社会生活を送るうえで必要な基本的能力を獲得する時期である．
- 遊びが発達し，それを通して社会性を獲得する．
- 大泉門は 1 歳半ごろまでに軽鎖するが，遅すぎる場合は水頭症や発育不良，早すぎる場合は小頭症の可能性がある．
- 乳児期よりみられる母親への愛着行動は 2 〜 3 歳ごろまでみられる．
- トイレトレーニングを始め，排泄習慣を獲得する．
- 幼児期の発達の特徴を**表 3** に示す．

表 3 ◆ 幼児期の発達の特徴

身体的発達	その他の発達
・体重：2 歳半ごろ出生時の約 4 倍 ・身長：3 歳半ごろ〜 4 歳ごろ出生時の約 5 倍 ・呼吸：胸腹式呼吸，呼吸数は乳児よりも減少	・幼児初期に自我が芽生え，自己主張が強くなる
・心拍数：乳児よりも減少する ・血圧：収縮期圧の増加 ・体温：安定する ・乳歯：2 〜 3 歳ではえそろう ・消化機能：2 〜 3 歳ごろに成人と同程度になる ・水分代謝：必要水分量と不感蒸泄量は乳児期よりも減少する ・運動能力の発達：1 歳 3 か月ごろまでに歩行を始める→ 2 歳〜 2 歳半ごろ階段の昇降，転ばずに走ることができる→ 3 歳片足で立つ，三輪車に乗る→ 4 歳片足飛びができる	・言語発達：1 歳〜 1 歳半に単語中心の表現→ 2 歳に 2 語文を話すようになる→ 2 歳以降に質問をする→ 3 〜 4 歳に複雑な文章を話す ・幼児後半から学童期にかけて記憶力は著しく発達する ・感情の発達：2 歳ごろまでに基本的に発達→ 5 歳ごろに成人と同じ情緒が備わる ・排泄（排尿）：トイレトレーニングにより，2 歳以降にトイレに連れていけば一人で排尿できるようになり，3 歳半で自立する ・排泄（排便）：2 歳半ごろにいきむ様子がみられたらトイレに誘導すると排便できることもある→ 4 歳ごろに便意を感じてトイレで排泄できるようになる

学童期(小学校入学～第二次性徴期が現れる前〔6～12歳〕まで)

- 学童期の後半が思春期と重なることもある.
- 親子・対人関係が比較的安定した時期であるが,近年ではストレスを抱える児も少なくない.
- 骨の骨化が急激に進むため,適切な姿勢が保たれないと脊柱側彎症を生じることがある.
- 学童期の体格を示す指標にローレル指数がある.
 ローレル指数＝体重(kg)÷身長(cm)^3×107
 140付近：標準　160以上：肥満
- 肥満・やせの指標には肥満度もある.
 肥満度＝(実測体重－標準体重)/標準体重×100(％)
 肥満度20％以上：軽度肥満　30％以上：中等度肥満　50％以上：高度肥満
- 学童期の発達の特徴を**表4**に示す.

表4 ◆ 学童期の発達

身体的発達	その他の生活
・身長・体重：学童期後半から急速に増加し,女子のほうが成長が早い ・呼吸：呼吸数は次第に減少し,胸式呼吸となる ・心拍数：徐々に成人と近くなる ・血圧：収縮期圧が上昇する ・体温：成人よりもやや高く,10歳以降より成人と同程度になる ・永久歯：6～7歳ではえはじめ,11～13歳ではえそろう ・水分代謝：必要水分量と不感蒸泄量,尿量は成人に徐々に近くなる ・運動能力：複雑で巧みな全身運動が可能である	・感覚機能は成人と同じ機能となる ・知的発達が進み,記憶力,注意力,思考力,知識欲が発達していく ・社会性が発達する ・学童期後半より性意識が芽生える.異性に対する嫌悪感が生じる

思春期（11歳前後～18歳ごろ）

- 第二次性徴により性ホルモンの分泌が増加し，生理的変化が現れる．
  - 男性：変声・精通
  - 女性：乳房の発育・月経
- 身体面，精神面とともに急激に成長する．
- 運動能力・体力が急速に増加する．
- 最も骨密度が高い時期である（性成熟と関係）．
- 運動・食事・休養・ストレスにかかわる問題がみられることがある．
- 思春期の発達の特徴を**表5**に示す．

表5 ◆ 思春期の発達の特徴

身体的発達	その他の発達
・身長：思春期後半にはほぼ大人の身長になる ・生殖器：陰茎・卵巣が成熟し生殖機能をもつ	・知的機能：推論や抽象的・論理的思考ができるようになり，記憶力，思考力，知的興味が高まる ・情緒：複雑化し，変動が大きい ・自我が発達し，第二次反抗期を迎える．親との関係が対等的な関係に変化する（心理的離乳） ・性同一性が確立し，性的欲求が生じる

青年期（思春期以降～20歳前半）

- 成人へと心身ともに成熟し，身体機能が安定する（**表6**）．
- 責任を担う立場になるための準備段階であるが，心理・社会的不安定性も生じやすい．
- ボディイメージが明確になる．

表6 ◆ 青年期の発達の特徴

身体的発達	その他の発達
・身体的能力：神経機能，筋機能，呼吸・循環機能が増強する ・性的に成熟する ・作業能力・運動耐久力が向上する	・男女の性的役割の意識が生じる ・アイディンティティが確立する

壮年期（20歳後半〜40歳前半）

- 働き盛りの時期である．
- 仕事の充実，社会参加，家庭の形成などを通し，自己を拡大，発展させていく．
- 身体の発育・成長が完了し，加齢による変化が始まる．
- 身体機能・運動機能は30歳以降低下していくが，運動習慣による維持が重要である．

中年期（40歳後半〜60歳代）

- 生活機能が充実する．
- 退職や子離れなどにより，社会的地位や役割が変化する．
- 身体機能が低下してくる．
  - 体力の低下
  - 筋力の低下
  - 視力の低下（老眼）
  - 疲労感
  - 心拍出量・心拍数の減少，心血管系の予備力の低下
  - 聴力の低下
- とくに下肢の筋力が低下しやすいが，運動による予防・回復は可能である．
- 性的機能の生理的変化が起こる．
  - 女性：閉経，更年期障害
  - 男性：性欲や精力の低下

老年期（65歳以降）

- 身体機能が低下し，回復力の減退，抵抗力の低下がみられる（**表7**）．
- 細胞分裂の低下などから細胞数が減少し，各臓器などの機能は加齢に伴い低下する．
- 自身の死の危機や身近な人の死など喪失体験を経験する．

> 患者の情報収集

- 加齢に伴い，骨格筋量と骨格筋力が低下するサルコペニアが問題視されており，栄養管理や筋力トレーニングが重要である．
- 運動器障害により日常生活が制限されるロコモティブシンドロームになりやすい．
- 関節可動域（ROM）が制限される．
- 65〜74歳を前期高齢者，75歳以上を後期高齢者という．85歳以上を超高齢者とすることもある．

表7 ◆ 老年期の特徴

身長・体重	・減少する
運動機能	・動作が緩慢となる→神経機能の低下 による ・筋力や持久力は低下する ・反射・反応が低下する ・骨量の減少により骨粗鬆症となる→女性のほうが多い ・筋肉のやせにより水分の貯蔵の役割は減退し，脱水を起こしやすい
感覚機能	・視力：調整力の低下・暗順応の低下・羞明・視野の減少が起こる ・聴力：高音域・語音の弁別機能が低下する ・体性感覚：触覚，痛覚，温度覚などの表在感覚が低下する
各器官・臓器の機能	・心臓：ポンプ機能の低下，血管弾力性の低下，左心室肥大・肥厚が起こる ・血圧：収縮期血圧の上昇，拡張期血圧の低下，起立性低血圧を生じやすい ・呼吸機能：肺換気量の減少，肺の萎縮や弾性収縮力の低下・胸郭の硬化による胸郭運動の低下による1秒率の低下が起こる ・嚥下機能：嚥下能力の低下，舌の運動機能の低下，唾液分泌量の減少，歯の欠損が起こる ・咀嚼機能が低下する ・消化・吸収機能：消化液の分泌減少（唾液，胃液，胆汁，膵液など）→消化吸収機能低下，胃壁の運動・腸管の蠕動運動の低下→消化管内の食物の停滞時間の延長により便秘や下痢などの消化器症状を発生させる ・腎機能：腎髄質機能変化（尿濃縮能・希釈能の低下，膀胱頸部の拘縮，膀胱括約筋の硬化），糸球体の濾過力の低下が起こる

各器官・臓器の機能	・排泄機能：尿失禁，残尿，頻尿が起こる ※女性の場合：骨盤底筋群低下による腹圧性尿失禁 ※男性の場合：前立腺肥大による通路障害・排尿障害（残尿・頻尿・排尿困難・失禁） ・造血機能：赤血球，ヘマトクリット値，ヘモグロビン量の低下（貧血傾向）が起こる ・頭髪：脱毛・白髪が起こる ・皮膚：乾燥・浸軟や色素斑・非薄化・しわの増加が起こる＝表皮剥離・褥瘡が生じやすい，皮膚感受能力の低下が起こる＝寒冷により体温下降が起こりやすい ・歯：歯牙が脱落する ・骨：骨量が低下する→骨粗鬆症の発症，円背が起こる ・生殖器：膣・精巣の萎縮が起こる（セクシャリティは喪失しない）
精神的機能	・言語的能力が低下する ・推理的能力が低下する ・物事への理解力・洞察力は維持される ・非言語的能力，数理的能力，知能効率が低下する ・学習・作業効率が低下する ・記銘力・想起力が低下する ・新しい環境には適応しにくい ・退職や配偶者の死別などの喪失体験により孤独感や喪失感を生じることがある ・活動意欲が低下する（依存的，無気力となる場合がある）
疾病の特徴	・典型的な症状を示さないことが多い ・複数の疾患をもつことが多い ・慢性的に経過することが多い 〈リスクが高まるもの〉 ・合併症 ・病状の急変 ・脱水や電解質異常 ・意識障害やせん妄 ・薬物の副作用
その他	・睡眠：入眠するまでに時間がかかる，眠りが浅い，中途覚醒，早期に覚醒しやすい

患者の情報収集

◆ 引用・参考文献
1) R.J. ハヴィガースト著，荘司雅子監訳：人間の発達課題と教育．p.24，玉川大学出版部，1995．

患者の情報収集
⑦生活の特徴（社会的役割など）

目的

* 患者の社会的役割を知りスムーズな社会復帰を目指す．

ケアの実際

- 多くの整形外科的疾患は，保存療法（固定や牽引など）や手術療法の効果があらわれるまで時間がかかるため，回復までの経過が長期にわたる．
- 治療後は，身体的部分の欠損や機能障害・身体の変形などにより，日常生活が変化することがある．
- 退院後に社会的役割を果たせるように，患者・家族・職場・地域資源などへのアプローチが重要になる．
- リハビリスタッフや医療ソーシャルワーカー（MSW）など他職種との連携が重要である．
- 復職に向けた支援では，以下の点がポイントとなる．
  ・障害への受容
  ・現状の障害で復職できるか
  ・復職の時期
  ・通勤可能か
- 社会的役割について，評価すべき点を表1に示す．

Memo

表1 ◆社会的役割についての評価

項　目	評　価
人間関係	●家族，友人，同僚，医療従事者，趣味などのコミュニティとの関係 ・患者にとっての役割 ・患者が果たしている役割 ・身近な支援者の有無
物理的環境	●住居，学校，職場等の構造・環境 ・各場所におけるADLの状況 ・車椅子などの利用などの環境 ・通勤・通学の手段
経済状況	・適切な装具・介護用品の購入 ・家の改造・改修 ・必要に応じた教育が受けられるか ・収入
地域資源	●保健所，通院・通所，養護学校，福祉事務所，職業センター、患者会 ・活用の可否 ・適切なものであるか
支援制度	●高額医療費制度、雇用保険制度（傷病手当金・失業手当）、身体障害者手帳、障害年金、介護保険制度 ・活用できるかの可否 ・適切なものであるか

◆引用・参考文献
1) 宮崎和子監修：看護観察のキーポイントシリーズ　整形外科．p.14-16，中央法規出版，1997．
2) 落合慈之監：リハビリテーションビジュアルブック．第2版，学研メディカル秀潤社，2017．

Memo

患者の情報収集
⑧心理状態（不安）

目的

* 整形外科疾患患者の心理状態を知り、不安の軽減に努める．

ケアの実際

- 整形外科疾患患者が抱える主な不安（**表1**）を予測して対応することが重要である．

表1 ◆整形外科疾患患者が抱える主な不安

不安の素因	不安の内容例
手術	・手術は成功するのか ・どんなことをされるのか ・麻酔の副作用や効果はどうなのか ・術後の痛みはどうなのか
機能回復	・どの程度の回復が見込めるのか，どのくらいの時間がかかるのか ・リハビリテーションの効果が期待できるのか ・社会復帰できるのか
ボディイメージの変化	・傷痕はどの程度なのか，残るのか ・容姿はどう変化するのか
排泄	・周囲に迷惑をかけていないか ・羞恥心がある
家族（介護者）への負担	・どのくらい家族に負担がかかるのか
経済的状況	・どのくらい費用がかかるのか
性にかかわる不安	・性的役割を果たせるのか

Memo

〈機能を失った患者の場合〉
- 心理的な段階（抑うつ・怒り→否定→混乱→受け入れ）を経ることを認め，その段階ごとの援助を臨床心理士やリエゾンチームなどと協力して介入する必要がある．
- 受容の段階を理解するためには，フィンクの危機モデルが参考になる（**表2**）．

表2 ◆ フィンクの危機モデル

段階	状況	看護介入
衝撃	最初の心理的ショックの時期であり，迫りくる危険や脅威のために強烈なパニックや思考の混乱に陥る	あらゆる危険から患者を完全に保護し，温かく誠実な思いやりのある態度でそばに付き添い，静かに見守る
防御的退行	自らを守る時期にあり，危険や脅威に感じさせる状況に直接的に直面できずに現実逃避，否認，抑圧のような防御機制で自己の存在を維持しようとする	患者に脅威の現実に目を向けさせるような積極的なはたらきかけではなく，患者のありのままを受け入れてそばに付き添い，患者を支持し安全を保障する
承認	危機の現実に直面する時期であり，自己イメージ喪失を体験し，深い悲しみ，強烈な不安を示し再度混乱を体験するが，しだいに自己を再調整していく	安全を保障しながら積極的な危機への看護の働きかけを行い，自ら問題解決に取り組めるように支援する
適応	建設的な方法で積極的に対処する時期であり，危機への適応の望ましい成果であり，新しい自己イメージや価値観を築いていく	将来のことを考え，成長に向けて新しい自己イメージや価値観を築いていく過程であり，広範囲な知識と技術，さらに人的及び物的資源で援助する．満足感が得られる経験や成果をフィードバックし，徐々に成長を促す

文献1）を引用

フィンクの危機モデル
この危機モデルは，外傷性脊髄損傷によって機能不全に陥ったケースの臨床研究と喪失に関する文献研究から成っている．対象はショック性危機に陥った中途障害者を想定しており，障害受容に至るプロセスモデルとして構築されている．

- 早期に退院後のイメージがもてるようにすることが大切である.
- 医療ソーシャルワーカー（MSW）と連携し，必要時には介護保険の申請や社会資源の活用なども考慮する.
- 家族への負担から，無理なリハビリテーションを自己判断で行っていたり，必要な治療を拒否することもあるため，注意する.
- 単身者の場合は，退院後の日常生活に対する不安や孤独感がある.

〈排泄障害がある場合〉
- 同室者への配慮やスムーズな排泄の援助方法について検討する.
- 医療者への遠慮が不安や苦痛となることが多い.

◆ 引用・参考文献
1) 松原康美編：ストーマケア実践ガイド．学研メディカル秀潤社，p.25，2013.
2) 佐々木由美子他：ビジュアル整形外科看護，p44-46，照林社，2013.
3) 医療職者のための危機理論ページ
 http://crisis.med.yamaguchi-u.ac.jp/model.htm
 2017年10月22日検索

Memo

検体の取り扱い

目的

* 健康状態を知る.
* 異常の原因を調べる（病気の診断）.

検体採取前のポイント

- 検体採取指示を確認する.
- 検体採取前に必ず以下を確認し，患者誤認・検体の取り間違い，取り忘れを防ぐ.
・患者氏名，検査日時，検査項目，検体容器の種類と採取量
・指示と検査伝票・検体ラベルの照合
- 検体容器の使用期限を守る.
・検体容器の使用期限を確認し，期限内のものを使用する.
- 患者に検査の必要性，目的，方法について説明し，リラックスして検査が受けられるよう配慮する.

検体採取時のポイント

検体採取のタイミング

- 指定された採取時間や条件を確認し，検査結果の正確性を担保する.
  採取時間の例：食前，治療後○時間後，早朝など
- 薬剤の血中濃度を調べる検査においては，採血の時間に注意する.
・トラフ値（血中濃度の低いところ）：
  投与前30分以内
・ピーク値（血中濃度の最も高いところ）：
  点滴終了後1〜2時間
- 微生物検査の検体を採取する場合，抗菌薬の投与前に行う.
・抗菌薬投与中の患者では，1〜3日投与中止後

に採取することを検討する
- 抗菌薬中止困難な場合は，次回投与直前で最も血中濃度の低い時期とする
- 静脈血採血を行う場合は，以下の部位は避ける．
- 麻痺側：神経障害を確認できない
- シャント側：シャントを潰してしまう可能性がある
- 点滴投与側：点滴の成分が混入して，正しい採血結果が得られない可能性がある
- 疼痛部位側：疼痛を増強させる可能性がある

検体採取容器と保存方法

- 保存状態により，検査結果に変動をきたすことがあるため，指定された採取容器に決められた量の検体を採取する．
- 微生物検体，病理検体，生化学検体，血液ガス分析検体は経時的な変化を生じやすい
- 採取した検体はすみやかに提出する．
- すみやかに提出できない場合は，事前に提出先に保存方法について確認し，推奨される温度で保存する
- 推奨される方法であっても，検体の変化を小さくするだけであることを認識する

感染予防策

- 患者から採取するものは，医療従事者への感染の危険の可能性を含んでいる．
- 検体を取り扱う際には必ず標準予防策（スタンダードプリコーション）を行う
- 針刺し・飛散などによる血液・体液の曝露に注意する
- 自施設の感染対策マニュアルに沿って感染予防策の遵守に努める．

一般的な血液検体の取り扱い方法

- 溶血を起こすとカリウム,LD(LDH),AST,血清鉄,フェリチン,葉酸,アルドラーゼなどが上昇(偽上昇)など検査データに影響を及ぼすため,以下に注意して採血を行う.
- 駆血後すみやかに採血し,クレンチング(手をグーパーさせる)は行わない
- 23Gより細い針を使用しない
- シリンジの内筒を強く引きすぎずゆっくりと吸引する
- 検体容器に規定量の血液を入れる(少量では溶血の原因となる)
- 検体を激しく混和せずに,ゆるやかに5回程度転倒混和する(泡立てないように注意する)(**図1**)
- 採血後の保存温度と影響を**表1**に示す.

溶血とは

通常は,血清部分は黄色だが,赤色を呈している状態.これは,血液中の赤血球が,何らかの影響によって壊れてしまい,赤血球中に含まれるヘモグロビン(血色素)が血清中に出てしまうことにより起こる.溶血を起こす原因は,病気によっても起こることがあるが,採血の手技の影響で起こることがほとんどである.

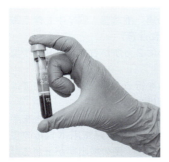 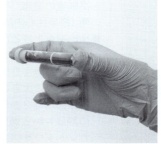

図1 ◆ 転倒混和

表1 ◆ 採血後の保存温度と影響

	保存温度	影響
アンモニア	氷水	保存不可　アンモニア↑
血液ガス	氷水 or 室温	保存不可　PaO_2↓，$PaCO_2$↑，pH↓
血算	室温	冷蔵：凝集，溶血の可能性あり
凝固	室温	冷蔵：PT時間↓
生化学	室温	冷蔵：K↑
BNP	冷蔵	室温：BNP↓
血糖	冷蔵	室温：GLU↓
赤沈	冷蔵 or 室温	長時間で赤沈↑

文献2）より引用

血液培養検体の取り扱い方法

- 緊急性の高い重要な検査で，血流感染症における最も確実な起炎菌の検査法として高く評価されている．

〈検査の実施例〉
- 敗血症，菌血症，感染性心内膜炎，不明熱が疑われる場合
- 38℃以上の発熱時
- 白血球増多，顆粒球減少がみられる場合
- 低体温（36℃以下）で特徴のない症状
- 新生児の発育不良，乳幼児の哺乳不良
- 高齢者の筋痛，関節痛，倦怠感，脳卒中を伴う微熱（感染性心内膜炎に注意）

- 検出率を上げるために2カ所から1セットずつ採血する．
- 静脈，動脈より採血を行う．静脈血と動脈血では菌検出率に大きな差はない
- 採血部位は2か所（例：動脈と静脈，右手と左手の静脈）から嫌気用ボトルと好気用ボトルの1セットずつを採血すると，菌の検出率が上がるだけでなく，皮膚常在菌のコンタミネーション（混

- 入）の鑑別に役立つ
- 4時間以内に2～3回採血すると，菌検出率が向上する（新生児は1～2回）
- ボトルのキャップを外し，ゴム部分を必ず消毒用アルコールで消毒する．
- 血液を注入する時は嫌気用ボトル，好気用ボトルの順に，空気が入らないように注意して注入する．
- ボトルの底を文字など書いて汚さない（ボトルの底部にCO_2センサーがあるため）．
- 検体採取後はすみやかに提出する．
- 採血後の長時間にわたる室温放置は菌の発育の遅れにつながり，偽陰性の原因や陽性の報告の遅延をまねくおそれがある
- 冷蔵保存は菌が死滅するため絶対に行わない

関節液検体の取り扱い方法

- 関節リウマチ，化膿性関節炎，結晶誘発性関節炎，変形性関節症などにおいて，四肢関節液を穿刺採取し性状を調べる．
- 採取部位を十分に消毒し，乾燥させたあとに採取する．
- 採取後，滅菌試験管もしくは嫌気ポーター（嫌気性菌を疑う場合）に入れる．
- 採取量が多いほど検出量は上がる．

血液ガス分析検体の取り扱い方法

- 採取時は，血液凝固防止のヘパリン含有の血液ガスキットを使用する．
- シリンジ内の気泡は取り除く（大気のO_2，CO_2の影響を受けるため）．
- 採血した動脈は，5分以上圧迫止血を行い，確実に止血したことを確認する．
- 採取後は保存せず，すみやかに室温にて運搬し，測定する．

喀痰培養検体の取り扱い方法

- 唾液混入を避け,適切に検体を採取する.

〈咽頭粘液〉
- 咽頭後壁・口蓋扁桃の炎症部位を数回擦過し,粘膜表皮を採取する.
- 乾燥を防ぐため,培養の専用容器に採取してただちに提出する.

〈鼻咽頭粘液(後鼻腔粘液)〉
- 滅菌綿棒が腔奥に突き当たるまで挿入し,数回回転しながら擦過する.
- 培養の専用容器に採取してただちに提出する.

〈喀出痰〉
- 適する痰は膿性または粘性痰であり,患者への適切な採痰指導が大切である.
- 義歯をはずし,うがい・歯磨きを行い,口腔内を清潔にする.
- 大きく深呼吸の後,強く咳をして痰を喀出させる.痰の性状は Miller & Jones 分類の P2 ～ P3 が適している(**表2**).

〈気管支肺胞洗浄液(BAL)〉
- 気管支ファイバースコープを挿入し,滅菌生理食塩水を注入して洗浄液を回収する.

表2 ◆ Miller & Jones 分類

分類	喀出痰の性状
M1	唾液,完全な粘性痰
M2	粘性痰の中に少量の膿性痰を含む
P1	膿性部分が全体の 1/3 以下の痰
P2	膿性部分が全体の 1/3 ～ 2/3 の痰
P3	膿性部分が全体の 2/3 以上の痰

- 採取後すみやかに提出する．すぐに提出できない場合は冷蔵保存する．

尿培養検体の取り扱い方法
- 常在菌混入に注意して採取する．
・尿道口の常在菌が混入しないように，尿道口とその周囲を洗浄綿などでよく拭く
・出始めの尿ではなく，中間の尿を採取する
- 採取後，すみやかに提出する．
・蛋白や糖を含む尿の場合は細菌の増殖が早いため，すみやかな提出が望ましい
・やむを得ず保存する場合は，冷蔵保存する．ただし，淋菌は低温で死滅しやすいため，淋菌を目的とした検査の場合は冷蔵してはならない

◆引用・参考文献
1) JSEPTIC看護部会監：ICUナースポケットブック．p.48-53，学研メディカル秀潤社，2015．
2) 月刊ナーシング編集部編：看護技術がうまくなる！　見てすぐわかる・ケアに活かせる　聴診・静脈注射・採血．学研メディカル秀潤社，2016．
3) 坂本穆彦：細胞診を学ぶ人のために．第3版，医学書院，2011．
4) 日本臨床細胞学会編：細胞診ガイドライン4 呼吸器・胸腺・体腔液・リンパ節2015年度版：金原出版，2015．

Memo

家族とのコミュニケーション

目的

* 看護師と患者・家族が相互に信頼する関係を構築し,治療への協力を得られるようにする.
* 家族のニードとコーピングを汲み取り,問題解決に向けて,患者・家族を支援する.

観察のポイント

- 家族とのコミュニケーションでは,以下の点を観察しながら話を注意深く聞く.
  - キーパーソンは誰か
  - 訴え,患者への思い
  - 表情の変化
  - 話し方,声の調子
  - 視線,目の動き
  - 姿勢,身振り
  - 患者に対する接し方
- 家族の面会の頻度や時間,家族以外の面会者についても把握する.

Memo

ケアのポイント

- 家族には,身近な人の病気や障害という未経験の事実や環境などから不安を抱き,さまざまなニードが生じていること,同時に問題を解決・処理しようとする反応(コーピング)が生じていることを把握する.
- 家族が面会に来た時には積極的に声をかける.
- ・初回時には,挨拶とともに自己紹介をし,患者のみならず家族への支援も行うことを伝える.
- 家族の情報収集とともに看護師からの情報提供も行う.
- ・患者の日々の様子や病状などをわかりやすく説明する
- 患者・家族のプライバシーに配慮して,周囲の目を気にせずに感情を表出できるようにする.
- ・多床室ではカーテンで仕切る.ただし,それでも声が周囲に漏れてしまうことに配慮する
- ・家族に電子カルテなど患者情報をみせないようにする
- ・必要時は面談室で時間をかけて面談を行う
- 患者のケアを家族とともに行うことが,家族の感情の表出に有効なことがある.
- ・家族の心理状態を把握する必要がある

Memo

話の聞き方のポイント

- ●家族の訴えを傾聴し，共感する．
- ・看護師側の意見は控え，話をさえぎらないようにする
- ・先入観をもたず，相手の価値観などを尊重する．
- ・視線と姿勢に注意する
  視線：威圧感を与えないように，家族の目の高さに視線をあわせる
  姿勢：少し身を乗り出したり，耳を傾けて"真摯に聞いていること"を伝える
- ・頷きや相槌を打ちながら話を聞く
- ●家族の欲求（ニード）を理解する．
- ・家族の欲求（ニード）を言葉にして確認しながら，想像した家族のニードとの相違点を把握する
- ・理解できない，判断に迷う言動は，放置せずにあらためて尋ねる
- ●家族の言動や行動を認め，家族を支持する．
- ・励ましやねぎらいの言葉をかけて，家族の努力を認める
- ・すでに決断したことに迷いや後悔がある場合は，その決断を認めていることを言葉にして伝える

例：いろいろと葛藤があったかとお察ししますが，よく決断されましたね．

Memo

説明時のポイント

- 専門用語を使用せず，家族が理解しやすい言葉で説明する．
- 医師からの患者・家族への病状説明にはできる限り同席する．
- 家族の理解度を確認し，必要があれば後から補足して説明を行う

◆**引用・参考文献**
1) JSEPTIC看護部会監：ICUナースポケットブック．p.74-81，学研メディカル秀潤社，2016．

Memo

報告の仕方

目的

* 与えられた任務について，その結果を述べる．
* 相手が知りたいと思っていることと知らせたいことを伝える．
* コミュニケーションエラーを予防する．

報告が必要な場面

- 報告が必要な場面には主に以下のようなものがある．どんな時に誰（医師・リーダー看護師など）もしくはどこ（緊急コール）に報告するのかを把握することが大切である．
  - 申し送りや与えられた業務の結果などを報告する時
  - 急変時や急変の徴候，状態の悪化や異常がみられた時
  - インシデントが発生した時
  - カンファレンスなど患者の状態や状況を伝える時
  - 上司との面談，勤怠や冠婚葬祭など自身にかかわる情報を勤務先に伝える時
- 患者情報に関する報告は，早期対応を可能にする．"患者の命をつなぐコミュニケーション"であることを認識する．

自施設での報告のルールを記載

> **実際**

- 最初に結論を示し，その後に経過や理由を簡潔に説明する．
- 5W1Hを使い，頭の中を整理する．
  - いつ（When），どこで（Where），だれが（Who），何を（What），なぜ（Why），どのように（How）

急変など患者の異変を伝える場合

- 報告にかかわる一連のプロセスを把握する．
  - 症状変化の触知→情報収集→アセスメント→報告→明確な返答

〈報告のタイミング〉

- 患者の状態の変化・悪化に気づいた時に報告が必要である．
  - ①呼吸，②循環，③意識・外見，のいずれかの異常（**表1**）
  - 症状の急激な悪化
  - パニックデータや急激な変動など検査結果の異常値

表1 ◆ 状態悪化を示唆する症状

分類		症状
呼吸	気道	胸郭の動きの確認困難，胸郭の動きの左右差有，気道狭窄音の出現
	呼吸	頻呼吸，徐呼吸，異常呼吸パターン，呼吸努力の出現，90％を下回るSpO_2値の低下
循環		顔面や皮膚の蒼白，冷感，湿潤の有無，CRT＞2秒，頻脈，除脈，脈の触知が早い，血圧の変化
意識外見		苦悶様表情，急な意識レベルの低下，周囲環境への無関心，脱力感，意識内容の変動，全身の皮膚の紅潮
その他		外傷・出血，吐血，嘔吐，下血，視力障害，痙攣

文献1）より引用

〈報告前〉
- 報告前に情報収集と患者のアセスメントを短時間で行う.
  - 呼吸・循環・意識状態など,どこに問題があるのかを明確にしておく
- 報告先を検討する.
  - 医師,先輩看護師,リーダー看護師など
  - 緊急時の緊急コール(　　　　　　　　　　　)

〈報告のポイント〉
- 報告は基本的に ISBARC で行う(**表2**).
- 緊急時はコミュニケーションエラーが起こりやすいことを認識しておく.
  - 焦らずに落ち着いて報告する
- 判断に迷う場合は,他の看護師に確認する.
- 報告や提案が受け入れられず,必要だと思う対応が得られない場合は,躊躇せずに再度伝えるようにする.

表2 ◆ ISBARC

I	Identify	報告者と患者の同定 例:「私は○○病棟の看護師○○です」
S	Situation	患者の状態を伝える 例「意識レベルが低下しています」
B	Background	背景・臨床経過 ・入院理由,目的,入院後の経過,バイタルサイン,訴え,身体所見などを伝える.
A	Assessment	状況評価 ・正しくなかったとしても,現時点の評価を伝える 例:「…の可能性があります」
R	Recommendation	提言,具体的な要望・要請 適切と考える対処方法を提言する. ・来室してほしいなど,要請事項があれば伝える.
C	Confirm	指示の口頭確認 ・医師など報告先の指示内容を口頭で確認する. ・口頭指示確認用紙がある場合は記載する(①患者氏名,②日付,③時間,④内容,⑤指示医師名⑥指示受け看護師名).

- CUS（カス）を使い表現する
  Concerned：気になります
  Uncomfortable：不安です
  Safety：安全上の問題です
- 報告者を変える，提案ではなく「〜してほしい」と要求する表現にするなど，再度，伝える（2回チャレンジルール）

環境の調整

- 報告しやすい職場環境をつくる．
- オーバートリアージを許容する
- 報告を受ける側も対応に注意する．
- 報告を受ける時は作業を中断して，報告者と視線をあわせて報告を聞き，報告内容を繰り返して確認する
- 必要があれば，報告者とともに評価を行う
- 報告者には感謝の意を伝える
- 連絡経路を確保する．
- 通常の連絡経路のほかに，夜勤帯や主治医や担当医が不在の場合など，起こりうるケースを想定して連絡経路を明らかにしておく

自施設での連絡経路を記載

◆引用・参考文献
1) JSEPTIC 看護部会監：ICU ナースポケットブック．p.74-81，学研メディカル秀潤社，2016．
2) 中村美鈴編：わかる！できる！急変時ケア．第 3 版，学研メディカル秀潤社，2012．

セルフケア援助
（環境整備，清潔ケア，排泄援助）

目的

* 安静や体動制限のある患者に対し，安全で安楽なセルフケアの援助をする．

実際

- 整形外科領域の入院患者は，治療のために安静や体動が制限されることが多い．そのためセルフケア能力が低下している．
- セルフケアレベルとニードのアセスメントを行い，患者の状態にあわせた日常生活の援助を行い，自立を促していく．

環境整備

- 安静や体動制限されている患者は，ベッド上で食事や排泄も行うことになる．ベッドやベッドサイドは常に整理整頓を心がけ，清潔を維持する必要がある．
- 普段よく使う物品のティッシュペーパー・タオル・吸い飲み・眼鏡などは患者の手元に配置する．また，ナースコールは患者の手元に持たせる．
- 四肢が自由にならない患者の場合は「ブレス・コール（呼気式呼出スイッチ）」などが有効である．
- 照明・採光・室温が適切か，騒音や臭気はないかなど訪室のたびに確認する．
- 転倒・転落防止については，ベッドの位置・ストッパー・高さ，履物はスリッパ・サンダルを避け，かかとを覆う履き慣れた靴を準備するなど，防止対策を説明・実施する．

表1 ◆ 入院環境整備チェックリスト（一例）

項　　目	/	/
①床頭台の扉は閉まっているか，床頭台の上に物は置かれていないか		
②オーバーテーブル等の上はアルコールタオル等で拭き，整理整頓されているか（配膳できるようになっているか）		
③洗面台の上に物が置かれていないか		
④窓際に物が置かれていないか		
⑤ベッドの上の環境整備はできているか（血液や排泄物による汚染はないか）		
⑥オムツを出したままにしていないか（外に置く場合は布を掛けているか）		
⑦車椅子・歩行器に名前が貼ってあるか，廊下に置いていないか（それ以外でも患者の歩行の障害になるものは置いていないか）		
⑧持続的他動運動（CPM）機器はコードをまとめて片付けられているか		
⑨必要なものは交換されているか（尿器・ガーグルベースン→毎日，吸引セット→適宜）		
⑩不必要なものは回収されているか（酸素マスク・吸引セット・尿器・吸い飲み・コップ・ガーグルベースン・体交枕・輸液ポンプ・点滴架台・フットポンプ・アイシングシステム等）		
⑪床上安静中の患者の飲水補充はされているか		

セルフケア援助

- 毎日，環境整備の時間を決めてチェックリスト（表1）に沿って一斉に行う方法も，もれなく環境整備を行えるようにするためには有効である．

Memo

清潔ケア

- 機能障害や変形・拘縮などによって，洗面・歯磨き・整髪・清拭・爪切りなどの清潔・整容動作が行えない場合は，サポートをしながら少しずつ自立を促していく．
- とくに長期臥床患者は，褥瘡予防の観点からも毎日の清拭が必要である．清拭によって筋肉の緊張がほぐれ運動性が高まり，関節可動域が拡大するため重要なケアである．
- 入浴やシャワー浴ができない場合は，全身清拭や部分浴，洗髪などを行う．牽引患者やギプス患者などの場合，損傷・固定部位の保護，四肢や体位に十分配慮する．体動によって疼痛を伴う場合は，除痛を図る．

〈留意点〉
①整容動作
- 洗面・整髪・清拭・爪切りなどは，自助具を用いて実施し，必要に応じてサポートする．

②シャワー浴
- 起立不能な場合はストレッチャーを，起立可能な場合は浴用椅子を使用する．
- ギプス装着中の場合は，水に濡れないようにシャワーガードを活用する．

③洗髪
- 安静臥床が必要な場合は，ケリーパードを使用する（**図1**）．
- 頸椎を牽引するグリソン牽引法実施中は，洗髪は危険なため医師とアルコール洗髪を行う．

④足浴
- 足浴は疼痛を和らげたり，患者の気分転換にもなるので積極的に行うとよい．

⑤浴室・浴槽
- 車椅子にも対応できるよう段差をなくす，手すり

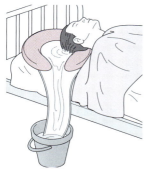

図1 ◆ケリーパード

をつける，滑り止めマットなどで転倒を防止する．

排泄援助

- 運動器疾患患者は，床上排泄など不自然な体位での排泄を強いられることが多い．
- 患者にとってベッドで排泄をすることは難しく，羞恥心を伴う．周囲に配慮したプライバシーが守られる環境が必要である．排泄後はすみやかに片づけ，適宜消臭剤を使用する．床上排泄が心理的負担とならないよう援助する．
- 患者の機能障害の状態や治療方法にあった体位や清潔方法を考えて行う．
- 便秘傾向にある患者には，線維性の食物や水分の摂取をすすめ，定期的な排便を指導する．自然排便ができるよう適宜下剤の使用や浣腸などを行い援助する．

〈膀胱直腸障害のある患者の排泄援助〉

- 脊髄損傷や馬尾神経損傷が起こると，膀胱や直腸を支配する神経が損傷され，膀胱や直腸の機能が著しく低下する．
- 外傷によるものだけでなく，高齢者では腰部脊柱

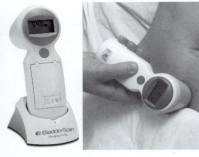

膀胱用超音波画像診断装置
ブラッダースキャンシステム
BVI6100
(写真提供：シスメックス)

図2 ◆ 残尿測定機（ブラッダースキャン）

管狭窄症の合併症，若年者では，椎間板ヘルニアで膀胱直腸障害が起こる．その場合，排尿・排便困難，便秘，失禁などの症状がみられる．
- 排尿を自力でコントロールできない患者に対しては，医師の指導のもとで用手排尿法や自己導尿などの排尿訓練が行われる．
- 尿が膀胱に残っていると，感染症の原因になる．定期的に膀胱を空の状態にするために残尿測定器（ブラッダースキャン）（**図2**）を用い，残尿の確認をすることも重要である．

◆引用・参考文献
1) 宗村富美子ほか：整形外科ビジュアルナーシング（近藤泰児監），p.86，学研メディカル秀潤社，2015．
2) 井上久ほか：骨・関節・筋疾患患者の看護 成人看護学10．メヂカルフレンド社，p.202-203，1994．

Memo

疼痛コントロール（痛みの評価）

目的

* 疼痛の評価を行い，痛みの程度に見合った鎮痛を行う．
* 整形外科疾患では，受傷や術後などの急性期から回復・リハビリテーション期にかけての長期的なコントロールを行う．

痛みの評価

- 痛みは主観的なものであるため，痛みの程度や感じ方は本人にしかわからない．個人差が大きく表現方法も人によって異なる．
- 患者の主観的な痛みの程度を測る物差しとして疼痛スケールを用いる．
- 疼痛スケールには，視覚アナログスケール（VAS）や数値評価スケール（NRS），カテゴリースケール（VRS），人の顔の表情によるフェイススケール（FPS）を用いる（**図1-①〜④**）．
- 疼痛スケールは，患者に痛みを表現しやすいものを選択してもらう．
- 手術の予定があれば，術前に痛みの表現方法について説明する．
- 医療者と患者が痛みの程度を共通認識することが，より適切な対応につながることを説明する．
- 「この患者は，痛みをどのように感じているか」を疼痛スケールで評価し，痛みに付随する症状，画像検査所見，血液検査所見なども組み合わせて評価を行う．
- 術後の痛みは経時的に変化するため，術後の日数と痛みの変化を知り，痛みを予測した軽減策を講じる．

① 視覚アナログスケール (VAS)
Visual Analogue Scale (VAS) 10cm

まったく痛みがない	これ以上の強い痛みは考えられない，または最悪の痛み

患者自身に100mmの水平な直線の上に指を置き，痛みの強さを数値化するものである．繰り返し行うことで信頼性が増すといわれている．欠点としては方法を理解できない高齢者，小児，視力障害者及び指の動かせない患者には用いることができない．

② 数値評価スケール (NRS)
Numerical Rating Scale (NRS)

0	1	2	3	4	5	6	7	8	9	10

患者自身に痛みのレベルを0から10までの11段階の整数で示してもらう方法である．最も頻用される評価法である．想像しうる最大の痛みを10点，痛みのない状態を0点とし，現在の点数を尋ねる方法である．

③ カテゴリースケール (VRS)
Verbal Rating Scale (VRS)

痛みなし	少し痛い	痛い	かなり痛い	耐えられないくらい痛い

3段階から5段階の痛みの強さを表す言葉を並べ，患者にその言葉を選択させる方法である．VRSは言語の問題や選択肢が固定されていることが欠点である．

④ フェイススケール
Face Pain Scale (FPS)

人の表情を記した笑顔から泣き顔までの6段階スケールである．小児に好まれる傾向にある．

図1 ◆ 痛みスケール

痛みの程度に応じた疼痛コントロール

鎮痛薬の使用
- 医師の指示により薬剤を使用する．
- 注射薬，経口薬，坐剤，経皮用薬がある．
- 具体的な疼痛管理や薬物療法については，p.151「薬物療法」，p.262「術後疼痛管理」を参照．

クーリング
- 患部の腫脹や熱感による痛みには，クーリングや挙上を行う．
- 炎症拡大や出血の増加をまねくため，幹部温罨法やマッサージは行わない．

体位の工夫
- 同一体位による痛みには，肢位の調節，体位変換を行う．

疼痛対応後の評価
- 実施した疼痛対応について効果の評価を行う．

◆引用・参考文献
1) Whaley L, et al：Nursing care infants and children. 3rd ed. St Lois Mosby，1987．
2) 落合慈之監：整形外科疾患ビジュアルブック第2版，p56，学研メディカル秀潤社，2018．
3) 清水祐：痛くない管理と早期離床の実際．特集・痛くない周術期管理．月刊ナーシング37(14)：36-39，2017
4) 柳沢弘美：痛みの見かたと対応．ビジュアル整形外科看護（佐々木由美子ほか編），p54-57，照林社，2013
5) 山元恵子監：疼痛緩和．写真でわかる整形外科看護，p.14，インターメディカ，2010．

Memo

精神的支援

目的

* 突然の受傷や多様な治療を受ける患者の心理状態を理解し、適応段階に応じた支援を行う.

概要

- 患者の精神的特徴を理解し、援助していくことが必要である.
・入院目的は患者によって異なるが、とくに突然の事故などで受傷し、緊急入院となった場合は、短期間で行われる治療・手術などに対する心理状態の変化に注意する

精神的特徴

- 受傷期の患者では、今後、身体面や生活面に起こる変化やその対処について考え、身体的問題に対する不安、家庭や仕事に対する不安、経済的不安など生活全般にわたる不安や動揺が強く現れる.
- 危機に陥った人が辿る過程を示したものにフィンクの危機モデルがあり (p.41 表 2 参照)、危機状態にある人が今後、どのような心理状態を辿るのかを予測することができるため、アセスメントや看護計画などの立案に役立つ.

ケアのポイント

考え方の基本

- 必ずしも各段階を順に進んでいくわけではなく、患者の精神状態は各段階を行きつ戻りつしながら揺れ動いている.
- 揺れ動く患者の精神状態を理解し、ケアを行うことが信頼関係を築くために重要となる
- 安全が保障されていればこそ、患者は次の段階に

向けて準備をすることができる．

衝撃の段階
- 患者を保護する（あらゆるリスクを考慮する）．
- 患者に寄り添う（温かい気持ちと思いやりをもつ）
- 患者を静かに見守る．
- 著しい混乱や不安がみられる場合は，鎮静薬・精神安定薬・睡眠導入薬の投与を考慮する．

防御的退行の段階
- 無理に現実と直面させることは避ける（患者が現実から自己を守っている段階にあることを十分に理解する）．
- その人のありのままを受け止める（否定的な感情を抑えようとしない）．
- ケアは患者のペースで行う．

承認の段階
- 患者の思いを傾聴し，受け止める．
- 現状と今後のことについて細やかに説明を行う（必要性を考慮する）．
- 安全を保障する．
- 自ら問題解決に取り組めるように支え，励ます．
- 患者が達成感を得られるようにする（対処できた成果を十分にフィードバックする）．

適応の段階
- 患者が新しい価値観や自己イメージをもとに将来を考え，新たな目標がもてるようにはたらきかける．
- 患者が必要な支援を受け入れ，より QOL の高い生活に向けてモチベーションを高められるように支援する．
- リハビリテーションに前向きに取り組めるように援助する．

X線検査

目的

* 骨病変を診断する.
* 骨折, 骨・関節の変形, 脱臼, 骨密度などの状態を評価する.

X線検査の特徴

- 白く映る領域：X線の透過性が低い.
  - 骨, 心臓, 血管などの臓器
- 黒く映る領域：X線の透過性が高い.
  - 肺（空気）, 皮膚, 筋肉

整形外科領域の単純X線画像

- 整形外科領域の主な単純X線画像を, 以下に示す（図1～6）.

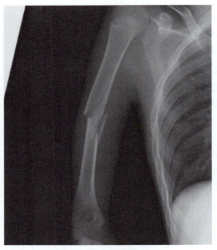

図1 ◆ 上腕骨骨幹部骨折画像正面

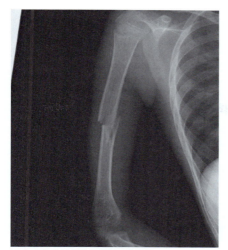

図2 ◆上腕骨骨幹部骨折画像斜位

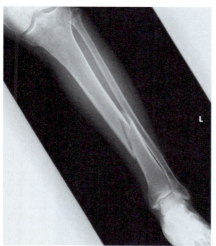

図3 ◆下腿の骨幹部骨折画像

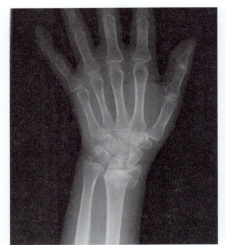
図4 ◆橈骨遠位端骨折画像

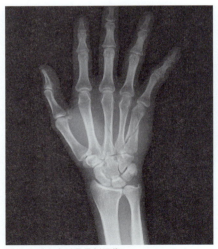
図5 ◆手の中手骨骨折画像

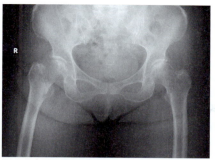

図6 ◆ 大腿骨頸部骨折画像

必要物品

● 自施設で必要な物品等を記載

実際

検査前
- 女性の場合は，妊娠の有無を確認する．妊娠中でもX線検査が必要な場合は，医師から説明を十分に受けたうえで，胎児の被曝防止のため，胎児に放射線があたらないように腹部をプロテクターで遮蔽して行う．
- ネックレス，ブラジャー，ピアス，ボタン，貼付薬（湿布），カイロ，磁気治療器（エレキバン）などの金属のついたものは，X線の透過が悪く画像上で影となって写るため，はずす．
- 透過性がない心電図モニターの電極ははずす．

検査中

- 検査の手順を説明する．
- X線撮影装置まで誘導し，放射線技師が体位調整をするので，その補助を行う（**図7〜9**）．
- 体内にチューブ類が留置されており特別な介助や注意を要する場合は，放射線技師に情報を提供する．
- 体位調整時や撮影直前にも，患者にこまめに声をかけて安心させる．

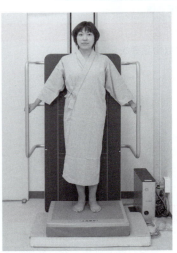

図7 ◆ 下肢全長（立位）

Memo

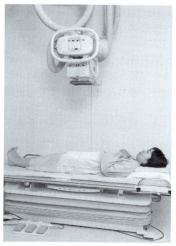

図8 ◆骨盤

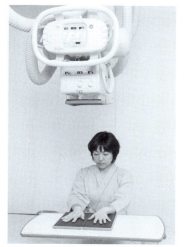

図9 ◆手指骨

ケアのポイント

- 病室で撮影を行う場合は、同室者への説明と対応を行う.
- 輸液類やドレーン類を挿入している場合は、移動時や移送中にチューブ類が絡まったり、接続がはずれたりしないよう、きちんと固定されているかを確認する.
- 移送用酸素ボンベは、残量が十分にあるかを確認する.

◆**引用文献**
1) 石井靖人ほか：X線検査. 整形外科ビジュアルナーシング（近藤泰児監), p.58-60, 学研メディカル秀潤社, 2015.

Memo

CT検査
（コンピュータ断層撮影）

目的

* 骨折を精査する．
* 手術適応を判定する．
* 手術支援画像を作成する．

CT検査の特徴

- 白く映る領域：X線の吸収値が高い．
- 骨，急性期の出血，筋肉，腫瘍，石灰化
- 黒く映る領域：X線の吸収値が低い．
- 脊髄液や嚢胞，脂肪，空気

画像の種類と特徴

〈単純検査〉
- 断層画像を得る検査法である（**図1**）．

〈造影検査〉
- 造影剤を使用することにより，病変のより良好なコントラストが得られるため，可視化しやすくなる（**図2**）．
- 腫瘍等の血流評価が可能となる．

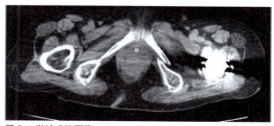

図1 ◆ 単純CT画像

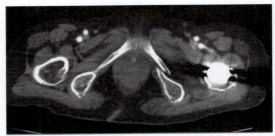

図2 ◆ 造影 CT 画像

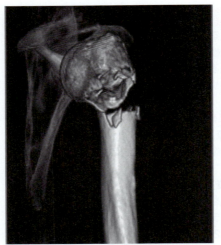

図3 ◆ 3D 処置画像（上腕骨近位端骨折）

- 患者のアレルギーや造影剤による副作用の既往について確認する必要がある．

〈3D 処理〉
- 立体視することが可能で，手術方法・治療計画に活用できる（**図3**）．

〈MPR 処理（画像再構成）〉
● さまざまな方向からの画像再構築が可能となる．

造影剤の副作用

● ヨード系の造影剤で，軽度から重度の副作用が起こる可能性がある．
・軽度の副作用：くしゃみ，息苦しさ，吐き気，嘔吐，かゆみ，発疹など
・重度の副作用：血圧低下，呼吸困難，意識レベル低下など
● 以下の場合は，造影 CT 検査は原則禁忌である．
・ヨード系造影剤に過敏であり，また副作用の既往歴がある患者
・重篤な甲状腺疾患がある患者
・気管支喘息の患者
・マクログロブリン血症，多発性骨髄腫，テタニー，褐色細胞腫あるいはその疑いがある患者

必要物品（造影 CT 検査の場合）

1．検査の同意書
2．問診票
3．耐圧式の静脈注射用ルート

その他の必要物品など

実際

検査前

- 金属製品をはずしてもらう．
  - ネックレス，ブラジャー，ピアス，貼付薬（湿布），カイロ，磁気治療器（エレキバン）
- 妊娠の有無について確認する．必要時は妊娠反応検査を行う．
- 検査室に移動する前に，排尿をすませてもらう．

〈造影検査を行う場合〉

- 造影剤アレルギーの有無を確認する．事前に腎機能を確認する．
- 造影剤は母乳中にも排泄されるため，授乳は検査後 48 時間中止するよう伝える．
- 基本的に検査 6 時間前は絶食にする．ただし，水分摂取は可能である．
- 造影剤との併用で，腎障害により乳酸アシドーシスを起こすリスクがあるため，原則として検査日の前後 2 日間はビグアナイト系糖尿病薬の投与を一時中止する[1]（**表 1**）．
- 耐圧式の静脈注射用ルートを確保する．
  - 造影剤は自動注入装置で適切な量を正確なスピードで注入するため，接続部が緩んでいると接続部から漏れてしまう．サーフロー留置針の接続部とスクリュー型の耐圧チューブの接続を確実に行う．

表 1 ◆ビグアナイド系糖尿病薬

商品名	成分名
メトグルコ錠，グリコラン錠，メトホルミン塩酸塩錠	メトホルミン
エクメット配合錠ＬＤ，エクメット配合錠ＨＤ	ビルダグリプチン・メトホルミン配合
メタクト配合錠ＬＤ，メタクト配合錠ＨＤ	ピオグリタゾン・メトホルミン配合
ジベトス錠，ジベトンＳ腸溶錠	ブホルミン
イニシンク配合錠	アログリプチン・メトホルミン配合

検査中

- 検査中は動かず，呼吸の合図のアナウンスに合わせて深呼吸や息止めをしてもらう．

〈造影検査〉
- 造影剤の副作用が出現した場合は投与を中止し，すぐに意識状態，バイタルサインを確認して医師へ報告する．
- 造影剤による副作用のなかでも，アナフィラキシーはとくに重篤化し，生命の危険があるため，すみやかに急変対応ができるよう準備しておく．

検査後

- 造影剤は主に尿として排出される．造影剤による副作用出現を軽減させるため，水分摂取を促す．
- 造影剤の副作用がないかを観察する．時間が経過してから出現する可能性もあるため，倦怠感，浮腫，湿疹，瘙痒感などの症状が出た場合は，すぐに報告するように説明する．

引用文献
1) 日本医学放射線学会・日本放射線医会／医会合同造影安全性委員会：ヨード造影剤（尿路・血管用）とビグアナイド系糖尿病薬との併用注意について（第2報），2012．
2) 石井靖人ほか：CT検査．整形外科ビジュアルナーシング（近藤泰児監），p.61-63，学研メディカル秀潤社，2015．

Memo

MRI 検査
(磁気共鳴画像)

目的

* ヘルニア, 圧迫骨折, 転移性腫瘍, 脊椎変性疾患, 靱帯損傷, 半月板損傷などを診断する.

MRI 検査の特徴

- 強い磁気(磁石)と微弱な電波を人体にあて, 断層撮影を行う方法.
- 磁力を用いるため, 放射線被曝がない.
- 検査する部位にコイルを装着し, ガントリー内に入って行う.
- ガントリー内は狭く, 大きな音がする.
- 検査には 30 分〜 1 時間要し, その間狭い空間で動かないで横になっていなければならない.

方法

- MRI 検査には, 以下のような撮像法がある.
  ・T1 強調画像 (**図 1**)
  ・T2 強調画像 (**図 2**)
  ・プロトン密度強調画像 (**図 3**)
  ・拡散強調画像 (**図 4**)
  ・ガドリニウム化合物を用いた造影剤増強像 (**図 5**)

Memo

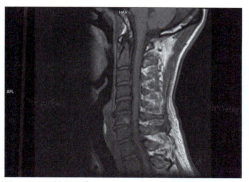

図1 ◆ T1強調画像

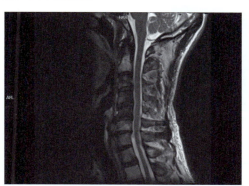

図2 ◆ T2強調画像

Memo

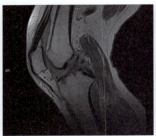
図3 ◆プロトン密度強調画像

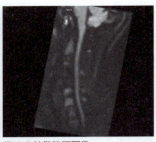
図4 ◆拡散強調画像

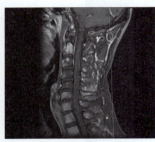
図5 ◆造影剤増強像

必要物品

1. 検査の同意書
2. 問診票

その他の必要物品など

実際

検査前

- 検査室内には強い磁気があるため,金属製品や電子機器類は持ち込まない(**図6**).
- 金属の持ち込みは重大事故や熱傷につながるため,事前に十分に説明する.
  ・金属製品:ネックレス,ブラジャー,ピアス,ボタン,貼付薬(湿布),カイロ,磁気治療器(エレキバン)など
  ・心臓ペースメーカーの使用,人工内耳,脳動脈瘤クリップ,義眼,インプラント,人工弁,人工関節,体内ステント挿入,アートメイク,刺青の患者は,検査ができない場合があるため,医師・放射線技師に確認する
  ・化粧品に金属が含まれている場合があるため,化粧は控えてもらう
- 医療スタッフは,聴診器,ボールペン,名札,はさみなどの金属類を検査室に持ち込まないよう,患者を案内する前にそれらをはずしておく.
- ストレッチャーや車椅子,点滴スタンドは,非磁性体のMRI用のものを使用する.
- 検査には30分〜1時間要し,その間は動けないこと,撮像時には大きな音がすることを説明し,検査前の患者の不安を軽減できるよう,患者の訴えに受容的に対応していく.
- 検査室は,体温上昇防止と機器の保護のために室温が低いが,保温下着類は金属性の物質が織り込まれているものがあるため,脱いでもらう.
- 大きな機械音に対して,ヘッドフォンや耳栓を用意する.その際は,患者に緊急用コール(連絡用ボタン)の使用方法を説明して手渡す.
- 患者が妊娠している場合や特別な介助が必要な場合は,放射線技師に情報提供する.

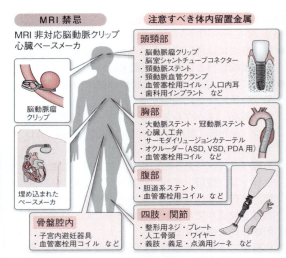

図6 ◆ MRI検査における禁忌と注意すべき体内留置金属

文献5）より引用

〈造影剤を使用する場合〉
- 造影剤アレルギーの有無や腎機能障害を確認する．
- ・禁忌：造影剤に対して過敏症の既往歴がある患者
- ・原則禁忌：一般状態が極度に悪い患者，気管支喘息の患者，重篤な腎障害のある患者（腎性全身性線維症の発現のリスクが上昇する）
- 検査直前の食事は禁食とする．
- 造影用の点滴静脈ルートを確保する．

〈閉所恐怖症のある患者〉
- 医師に相談し，必要があれば鎮静を考慮する．
- ガントリーの中の狭い空間で30分〜1時間ほど安静が必要となるため，緊急用コール（連絡用ボタン）があることや検査室の外と常に会話が可能であることを説明し，不安の除去に努める．

検査中
- 点滴や酸素投与，ドレーンなどのチューブ類が撮影の妨げにならないように整理する．
- 造影剤の副作用が出現した場合は投与を中止し，すぐに意識状態，バイタルサインを確認して医師へ報告する．
- 造影剤による副作用のなかでも，**アナフィラキシーはとくに重篤化し，生命の危険がある**ため，すみやかに急変対応ができるよう準備しておく．

検査後（造影剤を使用した場合）
- 造影剤は主に尿として排出される．造影剤による副作用出現を軽減させるため，水分摂取を促す．
- 造影剤の副作用がないかを観察する．時間が経過してから出現する可能性もあるため，倦怠感，浮腫，湿疹，瘙痒感などの症状が出た場合は，すぐに報告するように説明する．

◆引用文献
1) 日本医学放射線学会・日本放射線医会／医会合同造影安全性委員会：ヨード造影剤（尿路・血管用）とビグアナイド系糖尿病薬との併用注意について（第2報）．2012．
2) 石井靖人ほか：MRI検査．整形外科ビジュアルナーシング（近藤泰児監），p.65-68，学研メディカル秀潤社，2015．
3) 高木康：MRI（核磁気共鳴画像）．看護に生かす検査マニュアル，第2版，p.95-97，サイオ出版，2016．
4) 野中廣志：磁気共鳴画像撮影．新版看護に役立つ検査事典．第2版，p.64-65，照林社，2015．
5) 小林英夫：胸部MRI．呼吸器疾患ビジュアルブック（落合慈之監），p.77，学研メディカル秀潤社，2011．

脊髄造影検査

目的

* 脊柱管内の神経組織の圧迫レベル，狭窄の位置や程度を確認する．
* 骨性因子，軟部組織，神経組織を評価する．
* 脊髄造影検査後に脊髄造影CT検査を行うことで，骨性因子，軟部組織，神経組織を評価する．

脊髄造影検査の特徴

- 造影剤をクモ膜下腔に注入し，X線透視と撮影を行う検査である．
- 前後屈位撮影，側屈位撮影を行うことで，姿勢による変化が評価できる．
- 体内に金属（ペースメーカなど）が入っている，閉所恐怖症など，MRI検査が困難な患者において有用である．
- 近年では患者への負担が少ない非侵襲的なCT検査やMRI検査による画像診断に替わる傾向にある．

画像の種類と特徴

- 造影剤注入後，X線で撮影する（**図1**）．
- 高度狭窄例ではX線による撮影後にCTによる脊髄造影を併用する（**図2**）．

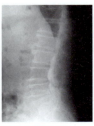
図1 ◆ 脊髄造影

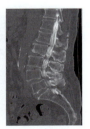
図2 ◆ 脊髄造影後のCT像

必要物品

1. 検査の同意書
2. 問診票

> その他の必要物品など

脊髄造影検査

実際

検査前
- 造影剤によるアレルギーの有無，腎機能障害の有無，妊娠の有無を確認する．
- 検査方法を説明する．
・検査時間，検査時の体位，検査後の安静：
腰部に針を刺すため，事前に局所麻酔薬を使用することや看護師がそばに付き添い体位を保持することを説明し，不安の軽減に努める
・食事や飲水の制限：
検査前の一食は，禁飲食となる場合が多い
・内服薬制限：
内服薬の中止について医師の指示を確認する．造影剤は母乳中にも排泄されるため，授乳は検査後48時間中止する
・金属製品の持ち込み：
ネックレス，義歯，湿布，指輪などははずす
・検査後の体位：
検査後は頭部を30°程度挙上し，床上安静が必要である

検査中
- 検査前に医師，診療放射線技師，看護師でタイムアウトを実施する（**表1**）．

- 患者に体位の取り方について説明し，検査時の体位を保持する（**図3**）．
- 医師が穿刺部を消毒し，局所麻酔を行う．患者には身体を動かさないよう説明する．
- クモ膜下部位（第3～4腰椎の間か第4～5腰椎の間）に穿刺する（**図3**）．脊髄は，第12胸椎の高さで馬尾に変わるため，これ以下の部位であれば脊髄損傷の危険が減る．
- 造影剤注入後，穿刺針を抜き穿刺部を消毒し，絆創膏を貼付する．患者の頭部が下がらないように注意し，造影を開始する．
- 痛みや下肢のしびれ，意識レベルを確認する．
- 顔色，脈拍，呼吸の変化，頭痛，吐き気の有無を観察する．

〈造影剤使用の注意点〉
- 必ず脳槽・脊髄系の造影剤を使用する（例：オムニパーク）．
- 尿路用の「ウログラフイン注」は使用しない．「ウログラフイン注」は薬剤の浸透圧が高く神経組織に損傷を与え，全身の機能不全を起こし死に至る可能性がある．救命しえたとしても重篤な後遺症を引き起こす恐れがあるため，注意が必要である．

表1 ◆ 検査前タイムアウトの確認事項（例）

1	患者氏名
2	検査内容
3	脊髄造影用造影剤：10mL シリンジに準備 局所麻酔薬：5mL シリンジに準備 ※シリンジのサイズを変えることで誤用を防止
4	その他の注意事項

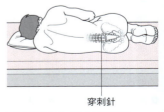

穿刺針

図3 ◆ 患者の体位と穿刺部位

検査後
- ストレッチャーにて頭部を 45 〜 60°挙上して移送し,帰棟する.
- 造影剤が頭蓋内に入らないように注意する.
- 造影剤は脊髄液より比重が重い.造影剤の上行を防ぐため,頭部を 30°程度挙上し,床上安静が必要となる.安静時間や飲水・食事時間を医師に確認する.

ケアのポイント

- アレルギー症状や気分不快:
  遅延性アレルギーについて説明する.
- 髄膜刺激症状:
  頭痛,嘔気,嘔吐,項部痛,発熱などの有無を確認する.
- 穿刺部の状態:
  出血,血腫,疼痛の有無を確認する.
- 起き上がりによる強度の頭痛,悪心の出現は低脳圧症候群の恐れがあるため注意する.
- 水分制限の必要な患者を除き,飲水が可能となったら水分を十分に摂取するように説明する.
- 水分摂取が少ない場合は,医師に報告し対応する.造影剤の排出遅延によって腎障害が起こる可能性があるため,注意が必要である.

◆引用文献
1) 阿久根徹:脊椎・脊髄の構造と機能.整形外科疾患ビジュアルブック(落合慈之監),p.29-34,学研メディカル秀潤社,2012.
2) 齊藤貴志:脊髄造影.整形外科疾患ビジュアルブック(落合慈之監),p.70,学研メディカル秀潤社,2012.
3) 石井靖人ほか:脊髄造影.整形外科ビジュアルナーシング(近藤泰二監),p.69-70,学研メディカル秀潤社,2015.

血管造影検査

目的

* 外傷による動脈損傷を確認する.
* 腫瘍の広がりや悪性度の診断・治療効果を評価する.

血管造影検査の特徴

- 血管内にカテーテルで造影剤を注入し, X線撮影を行う検査である.
- 動脈造影と静脈造影がある.

必要物品

1. 検査の同意書
2. 問診票

その他の必要物品など

実際

検査前

- 造影剤によるアレルギーの有無, 腎機能障害の有無, 妊娠の有無を確認する.
- 検査方法を説明する.
 ・検査時間, 検査時の体位, 検査後の安静
 ・食事や飲水の制限:
  検査前の一食は禁飲食となる場合が多い
 ・内服薬制限:

内服薬の中止について医師の指示を確認する．造影剤は母乳中にも排泄されるため，授乳は検査後48時間中止する
- 金属製品の持ち込み：
ネックレス，義歯，湿布，指輪などははずす．補聴器を使用している場合は持参する
- 検査中に顔色や全身状態の観察を行うため，化粧やマニュキュアは控えてもらう
- 除毛：
穿刺部位（上腕動脈・大腿動脈）周辺は，必要時除毛を行う
- マーキング：
穿刺動脈部位の末梢動脈（橈骨動脈・足背動脈）のマーキングを行う

● 排尿をすませ，検査着に着替えてもらう．
● 検査台に誘導する．検査室の看護師に患者情報や必要物品を渡し，感染症の有無，アレルギーの有無，補聴器の有無などについて申し送りを行う．

検査中

● 輸液管理や緊急時の処置のため，穿刺部位の反対側に点滴静脈ルートを確保する．
● 検査中は適時患者に声をかけて不安の軽減に努める．
● 造影開始後は副作用の有無に注意しながら観察を行う．
● バイタルサインのチェックを定期的に行う．

Memo

表1 ◆観察項目

①バイタルサイン,②胸部不快,③嘔気,嘔吐,④頭痛,⑤意識レベル,⑥穿刺部位の出血,血腫,⑦圧迫固定部位の観察,⑧末梢動脈の触知末梢冷感,⑨チアノーゼ,⑩水分のIN/OUTバランス,⑪心電図モニター

検査後

- 検査室の看護師から申し送りを受ける.
  - 検査の内容
  - バイタルサインの変化の有無
  - 胸部症状の有無
  - 穿刺部位の止血状態,止血用圧迫帯の除去時間,安静解除時間
  - 造影剤の使用量　　　　　　など
- 帰室後バイタルサインを測定し,胸部症状,アレルギー反応がないかなどを観察する(**表1**).
- 穿刺部位の動脈の触知を行う.
- 止血部分の出血や血腫の有無を観察し,しびれや痛みがないかを確認する.
- 飲水制限がある患者を除き,およそ1L以上の水分摂取を促す.
- 体内の造影剤の蓄積を防ぐため,医師の指示のもと輸液管理を行う.

〈橈骨動脈穿刺の場合〉

- 検査終了後,医師が止血用圧迫帯を除去する.
- 圧迫ガーゼ,伸縮布絆創膏で圧迫止血し,翌朝まで穿刺側の手は安静となる.

〈上腕動脈穿刺の場合〉

- 検査室でシース抜去後に圧迫ガーゼ,伸縮布絆創膏で圧迫止血する.肘関節が屈曲しないように上肢用シーネ,弾性包帯で固定する.
- 検査終了後,出血の有無を確認し,シーネは除去する.翌朝まで穿刺側の手は安静となる.

〈大腿動脈穿刺の場合〉
- アンギオロール（圧迫用枕）と白布絆創膏で圧迫止血し，医師の指示により，4〜5時間程度ベッドを挙上し，下肢の屈曲は禁止となる．
- 安静による腰痛や関節痛軽減のため，体位変換，マッサージなどを行う．歩行可能となったら膀胱留置カテーテルを抜去する．

〈検査翌日の注意事項〉
- 止血終了となったら，伸縮布絆創膏での圧迫止血を除去する．
- 圧迫止血の除去後に橈骨動脈，上腕動脈穿刺部には絆創膏を貼付する．大腿動脈穿刺部にはパッド付きドレッシング剤を貼付する．
- テープ痕，消毒液をふき取り清拭する．検査翌日の入浴は禁止とする．
- 胸部不快，アレルギー症状，止血部位のしびれ，痛みや出血，血腫が出現した場合は，ただちに看護師に申し出るように説明する．

◆ 引用文献
1) 石井靖人ほか：血管造影．整形外科ビジュアルナーシング（近藤泰二監），p.71-74, 学研メディカル秀潤社，2015.

Memo

核医学検査
（シンチグラフィ）

目的

* 転移性骨腫瘍，原発性骨腫瘍を診断する．
* 骨折，スポーツ外傷を診断する．
* 急性骨髄炎を診断する（X線画像よりも早く検出可能である）．
* 関節炎を診断する．
* 骨移植を評価する．
* 軟部組織の病巣（横紋筋融解症，皮膚筋炎，脳梗塞，急性心筋梗塞）を検出する．

核医学検査（シンチグラフィ）の特徴

- 放射性同位元素（RI）で標識された薬剤を体内に投与し，臓器や体内組織などに集まる様子をガンマカメラで画像化し，疾病の診断・病期や予後の確認・治療効果の判定などを行う．
- 様々な種類の検査があり，整形外科で実施されるものとしては，骨シンチグラフィ（**図1**），ガリ

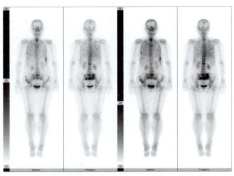

図1 ◆ 核医学検査の画像

骨密度測定

目的

* 骨粗鬆症の診断,治療効果の評価を行う.

骨密度測定の特徴

- 骨を構成しているカルシウムなどのミネラル成分が,どの程度あるかを測り,骨の強度を調べる検査である.

検査の種類と特徴

- 主に二重エネルギーX線吸収測定法(DXA),超音波法,MD(microdensitometry)法の3つの測定法が挙げられる.

〈DXA法〉
- 骨粗鬆症の診断・治療効果の評価,骨折のリスクの予測に用いられる.
- 所要時間は5〜10分程度である.
- 2種類の微量なX線を測定部位に照射し,骨と軟部組織の吸収率の差で骨密度を測定する.
- ほとんどの部位を測定できるが,腰椎,大腿骨頸部などの精度が高いとされている.

〈超音波法〉
- 骨粗鬆症の初期段階の骨密度測定に適している.
- 所要時間は5分程度である.
- 踵や脛に超音波を流し,跳ね返ってくる超音波で骨密度を測定する.踵の骨が最初に骨密度が落ちやすいため,初期段階の骨密度測定に適している.
- X線を使用しないため,妊婦の測定も可能である.

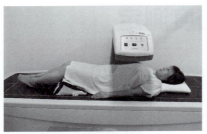

図1 ◆骨密度測定（腰椎）

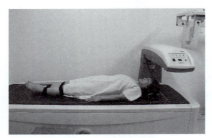

図2 ◆体組成測定

〈MD法〉
- 両手とともにアルミニウム板（基準物質）を並べてX線撮影し，基準物質と骨の濃淡から骨量を割り出し，骨密度を測定する．
- 所要時間は3～5分程度である．

実際

- 検査時はネックレス，義歯，湿布，指輪などの金属製品をはずす．
- 検査着に着替え，検査台に仰臥位になる．
- 撮影中は，身体を動かさないように説明する．
- 診断に必要な体位をとり，撮影を行う（**図1, 2**）．

◆**引用・参考文献**
1) 石井靖人ほか:骨密度測定. 整形外科ビジュアルナーシング(近藤泰児監), p.78-79, 学研メディカル秀潤社, 2015.

Memo

安静

目的

* 急性期の炎症を軽減し鎮痛する.
* 骨折部位の転位を防止する.

対象疾患と方法

- 安静には,局所的安静と全身的安静がある.
- 整形外科の分野においては,局所的安静が多い.
- 局所的安静には,ベッド上での安静やコルセット・シーネ(**図1**)等を用いる方法がある.
  - ベッド上での安静が必要な疾患:脊椎損傷,急性期腰痛症,腸腰筋膿瘍,化膿性関節炎,蜂窩織炎など
  - コルセットやシーネ等を用いる疾患:捻挫,骨折,脱臼,腱・靱帯損傷,関節炎,痛風発作など

ケアのポイント

体動を最小限に留めるケア

- 患者の理解度を確認しながら,安静の必要性を説明する.
- 症状が落ち着いているときや患者からの問いかけがあったときなど,患者の状況に合わせて,説明を行っていく.
- ベッドは防水シーツ,タオル,エアマット等を使

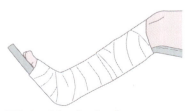

図1 ◆ コルセット・シーネ

用し，患者の体動が最小限に留められるよう配慮する．
- ベッドからの移動時は次の動作や行動を説明し，患者がイメージできるよう配慮する．
- 移動が必要な際も，体動を最小限に留める．ストレッチャーへ移動せずベッドのまま移動するなど工夫する．

苦痛の緩和
- 疼痛の程度を評価し，医師の指示によって鎮痛薬を考慮する．
- 移動による疼痛の増強がないように配慮する．
- 移動や体位変換は，患者に疼痛ができるだけ生じないよう，ゆっくりと声かけをしながら行う．

> 苦痛の緩和のために心がけていることを記載

褥瘡予防
- 体動が制限されるため，褥瘡発生のリスクが高まる．
- 高齢者や栄養状態が悪く，やせ型の患者は注意が必要である．
- 同一部位の圧迫，摩擦・ずれを最小限に留めるよう努める．
- 皮膚の観察や体圧測定を行い，褥瘡の徴候の早期発見に努める．

排泄ケア
- ベッド上で安静が必要な場合は，ベッド上で排泄することになる．
- 患者が慣れない姿勢での排泄がむずかしい場合は，安楽に排泄できる方法を患者とともに考え，ケアにあたる．
- 患者は排泄介助に対する遠慮や羞恥心などから，ベッド上での排泄を控えようと自ら飲食を控えることがあるため，傾聴に心がけ，心の負担軽減に努める．
- コルセットやシーネ等を用いた安静では，患肢を免荷することを遵守する条件で，排泄時のみ車椅子でトイレへ行くことが許可される場合がある．患者の状態に合わせて，介助する．

排泄介助の際に心がけていることを記載

ケアのポイント
- 突然の受傷による入院では，入院に対する不安や苦痛に対して先を見越した具体的な説明を行う．
- 安静療法により，セルフケアに制限が生じる場合がある．患者ができること，患者自身ではやってはいけないことを具体的に説明する．
- ベッド上での食事摂取については，患者の状態に合わせ全介助・一部介助を行う．食事形態の工夫や自助具の使用などを考慮する．
- 清潔ケアについては，患者の状態に合わせ，口腔ケア，清拭・陰部洗浄などを行う．
- 明るさやカーテンの開閉などといったベッド周囲

の環境調整や,片づけなどの整備を行う.
- 医療者がベッドサイドから離れる際には,ナースコールが患者の手元にあることを確認する.
- ルート類は感染予防のため,床につかない位置で管理する.

◆引用・参考文献
1) 林由美子ほか:安静.整形外科ビジュアルナーシング(近藤泰児監),p.89-90,学研メディカル秀潤社,2015.
2) 宮崎和子:手術後の観察.整形外科(看護観察のキーポイントシリーズ),改訂版(加藤光宝監),p.68,中央法規出版,2011.
3) 山元恵子:安静とセルフケア不足に対する援助.写真でわかる整形外科看護,p.11,インターメディカ,2009.
4) 近藤慈之監:整形外科疾患ビジュアルブック第2版.p.74,学研メディカル秀潤社,2018.

Memo

包帯固定

目的

* 患部の保護・安静
* 骨折・脱臼の整復維持
* 損傷・疾病の応急処置
* リンパ浮腫,下肢静脈瘤の治療

包帯の種類

- 包帯の種類は,主に巻軸包帯(**表1**),管状包帯(**表2**),その他の包帯(**表3**)に分類される.
- 中でも一般的なのは巻軸包帯である.

表1 ◆巻軸包帯

非伸縮性包帯(巻軸帯)	●材質:綿 ●形態:薄手 ●一般的で多目的に使用される ●伸縮性がないため,巻きにくく,ゆるみやすい
伸縮包帯	●材質:綿,ナイロン,レーヨン,ポリエステル,ポリウレタンなど ●形態:薄手 ●伸縮性があり,巻きやすく,ゆるみにくい
弾性包帯	●材質:レーヨン,ポリエステル,ポリウレタン ●形態:厚手 ●弾性繊維を使用しているため,圧迫力があり,患部をしっかり固定する ●関節など固定しにくい部位に使用 ●骨折・脱臼・捻挫,浮腫や下肢静脈瘤などに使用

Memo

表2 ◆ 管状包帯

ネット包帯	●材質：綿，ポリエステル，ポリウレタン，ラテックスゴム ●形態：薄手 ●患部にかぶせて使用する ●さまざまな部位や屈曲部位でも使用できる ●天然ゴム不使用のラテックスフリーの製品もある
弾力チューブ包帯	●材質：綿，ラテックスゴム ●形態：厚手で弾力性があるチューブ型 ●圧迫固定に用いる ●綿素材だけの製品もある

表3 ◆ その他の包帯

三角巾	●材質：綿 ●形態：薄手の綿で三角形 ●救急時の骨折・熱傷・創傷の固定に使用
絆創膏包帯	●形態：薄手で片面に粘着剤がついている ●チューブ・カテーテル骨折・脱臼・捻挫などの固定に使用
ギプス包帯	●材質：石膏性、水硬性プラスティック（水につけることで硬化） ●骨折・脱臼部の固定などに使用する

包帯法の基本

- 転がすように巻く．
- ほとんどの包帯の巻き方において，巻き始めと巻き終わりは，環行帯で実施する．
- 包帯の巻き始めはすべて斜めに当て，三角にはみ出た部分を折り返す．
- ふた巻き目を重ねることで，固定性が増し，緩みを防止できる．
- 圧迫を目的として巻く場合：血流の阻害を防ぐため，締め付けすぎないようにに注意する．

包帯固定の実際

環行帯（環行巻き）

- 適応：同じ太さの部位で小さい範囲の患部の保護
- 1回巻いた上に同じように重ねて巻く．

〈手順〉
1. 包帯を斜めにして患部に当ててから巻き始める（**図1-①**）．
2. 包帯を真横に1回巻き，三角にはみ出た部分を折り返す（**図1-②**）．
3. 同じ場所に重ねて3～4回巻く（**図1-③**）．
4. 包帯を切った後は，断端を折り返してテープでとめる．

〈ポイント〉
- 包帯の巻き始めは，斜めに当て三角にはみ出た部分を折り返し，この部分にふた巻き目を重ねる（固定性が増すため，緩みを防止できる）

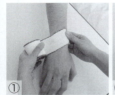 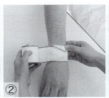 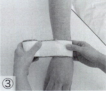

図1 ◆包帯の巻き方

Memo

螺旋帯（螺旋巻き）

- 適応：同じ太さの部位で広い範囲（長さのある創傷の保護など）．
- 包帯幅の1/2〜1/3をずらしながら，循環を妨げないように末梢から中枢部位へ移動するように螺旋状に巻く．
- 末梢部を露出させて循環状態や知覚の観察を行う．

〈手順〉

1. 環行帯で巻き始める．
2. 3周目を巻いたら，包帯幅の1/2〜1/3をずらしながら，螺旋状に巻いていく．
3. 最後は環行帯で巻き終わる．
4. 包帯を切った後は，断端を折り返してテープでとめる（**図2**）．

〈ポイント〉

- 患部の圧迫を防ぐため，包帯に張力がかからないように，引っ張らずに転がすように巻く．

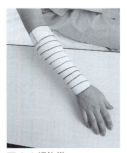

図2 ◆ 螺旋帯

折転帯(折り返し巻き)

- 適応:太さの異なる範囲にある創傷の保護.
- 圧迫が少なく,ずれにくい.
- 包帯を折り返しながら巻いていくため,包帯の重なりがV字型になる.
- 折り返す位置は創傷部位の上を避ける.
- 循環を妨げないよう末梢から中枢に向かって巻く.
- 循環状態や知覚の観察を行うため,末梢部は露出させる.

〈手順〉
1. 関節を軽度屈曲させ,環行帯で巻き始め,3回巻く.
2. 4回目は右斜め上に伸ばし,左側に回す(**図3-①**).
3. 左上に出た包帯を右下に向かって伸ばし,1回転させる(**図3-②**).
4. 左上に出た包帯を創傷部位は避けて,折り返して巻きつける(**図3-③**).

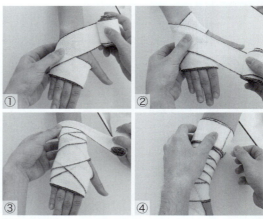

図3◆折転帯

5. 循環を妨げないよう末梢から中枢に向かって，同様の操作を繰り返して巻く．
6. 最後は環行帯で巻き終わり，包帯を切ってテープでとめる（**図3-④**）．

亀甲帯

- 適応：関節部の保護．
- 集合亀甲帯と離開亀甲帯，麦穂帯がある．
- 集合亀甲帯：関節部の周囲から関節部の中央に向かって巻いていく．
- 離開亀甲帯：関節部を中心に，外側に広がるように巻いていく．
- 麦穂帯：上行麦穂帯・下行麦穂帯があり，主に足関節や肩関節に用いられる．

Memo

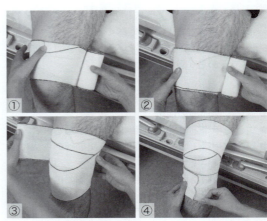

図4 ◆集合亀甲帯

〈手順（集合亀甲帯：膝関節部に巻く）〉
1. 関節を軽度屈曲させ，環行帯で巻き始める（**図4-①**）．
2. 3回巻いたら左下に出す（**図4-②**）．
3. 左下に出した包帯を右上に伸ばして1回転させる（**図4-③**）．
4. 左上に包帯を出す．
5. 左上に出した包帯を1回転させて，巻きつける．
6. 左下に包帯を出す．
7. 左下に出した包帯を1回転させて，巻きつける．
8. 左上に包帯を出す．関節を中心に下部・上部と交互に8の字に包帯を巻いていく．
9. 最後は環行帯で巻き終わり，包帯を切ってテープでとめる（**図4-④**）．

Memo

〈手順(上行麦穂帯:足関節部に巻く)〉

1. 介助者がつま先を保護し,下腿部を支える.環行帯で巻き始める.
2. 包帯を環行帯で2回巻いたら,右上に伸ばして1回転させ,踵部に巻きつける.
3. 包帯を右下に伸ばして踵部に巻きつけ,左側に出して右上に伸ばす.
4. 左側に出した包帯を右下の踵部に向かって伸ばす.
5. 踵部に包帯を密着させて,巻いていく.
6. 左側に出した包帯を足首に巻きつける.
7. 足首からもう一度踵部に向かって包帯を巻きつける.
8. 左側に出した包帯を足首に巻きつける.
9. 足首から上部に向かって包帯を巻いていく.足首から上部に向かって太さが異なっていくため,包帯の重なりはV字形をとっていく.

包帯固定

◆引用・参考文献
1) 近藤泰児監:整形外科ビジュアルナーシング,p.94-98,学研メディカル秀潤社,2015.
2) 山元恵子監:写真でわかる整形外科看護 受傷期のケアから社会復帰への支援まで,写真で体験! p.22-24,インターメディカ,2009.
3) 寺島裕夫:連載基本臨床手技,レジデント,3(9):127,2010.

Memo

ギプス
①ギプス副子固定

目的

* 副子とは添え木のことである.患部にあてがい,身体の形になじませて包帯で固定することにより,患部を安定させる.
* 骨折部位などの患部の腫脹がある場合は,急性期の安静保持,過度な圧迫の回避を目的とする.
* 回復期の着脱可能な固定具など,比較的短期間の固定である.

必要物品

1. ギプス副子(オルソグラスなど)
2. 包帯,テープ,はさみ
3. バケツ(芯材を浸すための水を入れる)
4. 手袋

その他の必要物品など

方法

1. 必要物品を準備する.
2. ギプス副子を包装ごと取り出し,健肢にあてて長さをあわせる.
3. ギプス副子を包装に入れたまま,はさみでカットする.

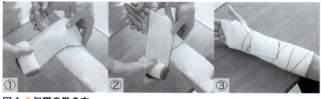

図1 ◆ 包帯の巻き方

4. ギプス副子は，空気に触れると固まるため，包装口は付属のクリップで閉鎖する．
5. フェルトパッドから芯材を取り出す．
6. 芯材を水に浸す．
7. 水に浸した芯材を形が崩れないように手で圧迫し，余分な水分を取り除く．
8. 芯材をフェルトパットに戻し，断端を覆う．
9. 患部にあてて形を整える．
10. 末梢から中枢へ包帯を巻いていく（**図1**）．
11. 最後の形を整えるため，上からモールディング（巻いた部分からこすっていき形を整える）を行う．
12. 包帯の断端をテープでとめる．乾燥し，固まったら固定が完了する．

ケアの注意点

- ギプス副子の圧迫により褥瘡の発生や神経麻痺・末梢循環不全が生じる危険がある．
- 1日1回固定をはずし，皮膚の観察を行う．
- 観察のポイントはp.114「ギプス固定」を参照．

◆引用・参考文献
1) 半谷翔平ほか：ギプス副子固定，整形外科ビジュアルナーシング（近藤泰児監），p.100-101，学研メディカル秀潤社，2015．

ギプス
②ギプス固定

目的

* 患部（関節・骨・軟部組織）の安静・固定を行う．
* 骨折や脱臼部の整復位固定
* 変形の手術，非手術による矯正後の固定・変形の予防
* 骨，関節，腱の観血的療法の固定

必要物品

1. 下巻き用チューブ包帯（ストッキネット）
2. ギプス用綿包帯（オルテックスなど）
3. ギプス包帯（キャストライトなど）
4. テープ，はさみ
5. 処置用シーツ
6. バケツ（ギプス包帯をつけるための水を入れる）
7. 手袋

その他の必要物品など

事前準備

1. 医師よりギプス固定の必要性や期間などを十分に説明する．
2. 1.の説明を患者が理解し納得していることを確認する．
3. ギプス固定を行う部位の清拭またはシャワー浴を行う．
4. 排泄を済ませる．

不安定性骨折のギプス固定介助

- ギプス固定は医師が行う．介助者は2名（直接介助者と間接介助者）で行う．
1. 施行部位の下に処置用シーツを敷く．
2. 施行部位を十分に露出し，医師の指示の通りに体位を整える．
3. 施行部位以外はできるだけ露出を避け，バスタオルなどで覆う．
4. ゴム手袋を装着する．
5. ギプスを巻く部位を支持する（図1）．
6. 施行部位より下巻き用チューブ包帯を足先から通し，しわやたるみがないように伸ばす．
 ・足先から出る部分は後で折り返すため少し長めにしておく
7. ギプス用綿包帯を巻く（図2）．
 ・骨の突出部や神経が皮膚表層部を走行している部

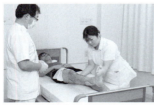

図1 ◆ギプスを巻く部位の支持

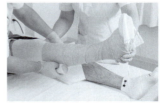

図2 ◆ギプス用綿包帯を巻く

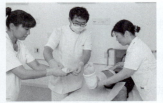
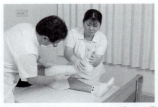

図3 ◆ギプス包帯を医師へ手渡す　　図4 ◆型を整える（モールディング）

　　　分は厚めに巻いておく
8. ギプス包帯は使用直前に封を切り，縦に5〜10秒間水につける．
9. 気泡が出なくなったことを確認し，バケツから取り出す．
10. 両手でギプス包帯の両端を持ち，軽く握るように絞って水分をとる．
11. ギプス包帯を医師へ手渡す．医師が末梢からギプス包帯を巻く（**図3**）．
12. 医師がギプス包帯を巻いている間は，患肢を支えながら介助する．
13. 医師が巻いた部分からこすっていき，型を整えていく（**図4**）．
14. 巻きあがったら，ギプス包帯の縁が直接肌に当たらないように，下巻き用チューブ包帯を外側に折り返してかぶせる．テープで固定して完成である．

Memo

安定性骨折のギプス固定介助

1. 患者に腹臥位をとってもらい、下腿を挙上させる.
2. 枕などを使用し、安楽な姿勢に配慮する.
- 以降の介助方法は「不安定性骨折のギプス固定介助」に準ずる

観察のポイント・ケアの注意点

● ギプス固定中は、以下の障害の徴候に注意する.

循環障害

- 末梢皮膚色の変化、爪の色の変化、毛細血管再充満時間(CRT)、浮腫、動脈拍動の微弱化、自覚症状(締めつけ感、疼痛の程度).
- 早期にみられる症状：疼痛、脈拍消失、蒼白、知覚鈍麻、運動麻痺.
- 手指屈曲傾向、他動伸展時の疼痛や増悪する疼痛がある場合は、フォルクマン拘縮の可能性

フォルクマン拘縮とは
前腕深部の屈曲群の阻血や壊死により、手関節屈曲、母指内転、MP関節過伸展、IP関節屈曲拘縮を呈する.
不可逆的な変化であり、重篤な機能障害である.

神経障害

- 疼痛、しびれ、知覚鈍麻、ギプス装着部位より末梢の運動障害の有無.

〈上肢のギプス固定後〉
- 手指の運動が弱く知覚鈍麻がある場合：上肢の神経障害の可能性が考えられる(母指側は橈骨神経麻痺、小指側は尺骨神経麻痺、中指付近は正中神経麻痺).

〈下肢のギプス固定後〉
- 第1趾の運動が弱く足背の知覚鈍麻がある場合、

腓骨神経麻痺の可能性が考えられる．

皮膚障害（水疱・壊死）
- 疼痛，瘙痒感，発熱，白血球数の増加の有無．
- 好発部位は，踵骨部，腓骨小頭，仙骨部，内踝部，外踝部，大転子部など．

創汚染の観察
- ギプス汚染の範囲，感染徴候の有無．
- 出血や滲出液によるギプス周辺の異臭．

筋萎縮・関節拘縮の観察
- 関節可動域の縮小，筋力の低下の有無．
- 患側・健側ともに観察する（安静に伴う運動障害が原因のため）．

ギプス症候群の観察
- イレウス様症状：悪心，頻回の嘔吐．
- イレウス様症状がみられた場合：左側臥位か腹臥位をとらせ，圧迫を除去する．

> **ギプス症候群とは**
> 体幹ギプスを装着している場合，ギプスの彎曲が強いなどが原因で，十二指腸が圧迫されることにより，上腸管膜動脈の循環が障害され，急性の胃腸障害（イレウス様症状）を起こした状態である．

◆ 引用・参考文献
1) 若林剛ほか：ギプス固定，整形外科ビジュアルナーシング（近藤泰児監）．p.102-104，学研メディカル秀潤社，2015．

ギプス
③ギプスカット

目的と種類
- ギプスカットには，目的に応じて4つの種類がある．

除去
- **目的**：ギプスをカットし，すべての装着物を除去する．
- **実施例**：固定終了後，または緊急時．

割入れ
- **目的**：部分的にギプスに割れ目を入れ，除去する．
- **実施例**：強度の浮腫や神経障害等が疑われる時などに行う．

開窓
- **目的**：局部の観察・治療
- **実施例**：ギプス内の創傷や圧迫による褥瘡，水疱の発生が疑われた時などに行う．

折半
- **目的**：ギプスを二分し，シーネとして弾性包帯で固定して使用する．

Memo

必要物品

1. ギプスカッター
2. ギプス用はさみ
3. スプレッター（拡大器）
4. 油性ペン
5. 処置用シーツ，清拭用タオル
6. 折半時：弾性包帯，テープ

その他の必要物品など

事前準備
1. 患者が安楽かつ安全に行えるように体位を整える．
2. カッターを用いるため，恐怖心を抱かないように十分に説明する．
3. 患者に，ギプスカット中は動くと危険であることを説明し協力を得る．

Memo

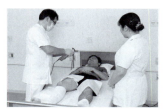

図1 ◆ ギプスカッターの説明

ギプスカットの手順と介助

- ギプスカットは医師が行う．看護師はすみやかに安全に処置が終わるよう介助を行う．
1. 医師：油性ペンで切開予定線を引く．
2. 医師：ギプスカッターは振動刃であるため，接触面の皮膚を動かさなければ損傷しないことを説明する（**図1**）．
- 患者をリラックスさせ，不用意な体動を防ぎ，安全なギプスカットへつなげる
3. 医師：ギプスカッターの刃を切開予定線に垂直に当てながら，迅速にギプスを切り離す．
4. 看護師：ギプスカット中は振動があるため患者が動かないよう固定する．
   また，振動刃で切開することにより，摩擦で熱を生じるため，すみやかに行えるよう介助する．
5. 医師：切開部にスプレッターを挿入して，ギプスを広げていく．
6. 医師：ギプス用はさみで皮膚を損傷しないように注意しながら，下巻き用チューブ包帯，ギプス用綿包帯をカットしていく．
   看護師：ギプス用はさみは，皮膚を傷つけないように屈曲しているが，皮膚が損傷されていないか注意しながら介助を行う（**図2**）．
7. 看護師：カット完了後，清拭またはシャワー浴を行い，患肢の状態を観察する（**図3**）．

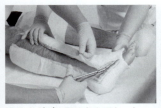
図2 ◆ギプス用はさみでカット

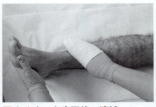
図3 ◆カット完了後，清拭

- 循環障害，知覚障害，皮膚障害などの有無などをみる

◆**引用・参考文献**
1) 若林剛：ギプスカット．整形外科ビジュアルナーシング（近藤泰児監），p.100-106，学研メディカル秀潤社，2015．
2) 山元恵子監：写真でわかる整形外科看護 受傷期のケアから社会復帰への支援まで，写真で体験！p.22〜24，インターメディカ，2009．

Memo

牽引療法

目的

* 四肢や体幹を持続的に牽引する目的は,以下のとおりである[1].
  - 骨折に伴う骨の長さと方向性の修復
  - 骨折端による軟部組織や血管,神経損傷の防止
  - 脱臼の整復
  - 筋の痙攣性萎縮の防止
  - 良肢位の保持
  - 関節の変形や拘縮の予防と矯正

牽引療法の種類

- 牽引療法とは,骨折を修復するために四肢や体幹に持続的牽引力を加える治療法である.
- 牽引療法には,皮膚にあてたトラックバンドによって間接的に牽引力を加える「介達牽引(スピードトラック牽引)」(**図1**)と,骨に鋼線などを通して直接,骨に牽引力を加える「直達牽引(キルシュナー牽引)」(**図2**)がある.

介達牽引

〈メリットとデメリット〉
- メリット:簡便である.
- デメリット:牽引力が弱い(3kgまで),皮膚トラブルが発生しやすい.

〈種類と目的〉
①スピードトラック牽引
- 小児の四肢の骨折,脱臼の整復と固定,術後の患肢の安静,良肢位の保持を目的に行う.

②グリソン牽引
- 頸椎疾患の安静と鎮痛を目的に行う.

●図中に観察する際のポイントを書いておこう．

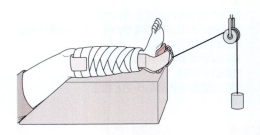

図1 ◆介達牽引

文献2）より引用

③骨盤牽引
● 腰椎疾患の安静と鎮痛を目的に行う．

Memo

直達牽引(キルシュナー牽引)

〈メリットとデメリット〉
- メリット:より強い牽引力が得られる.
- デメリット:鋼線刺入部位の感染を起こすリスクがある.

〈種類と目的〉
①キルシュナー鋼線牽引
- 四肢の骨折や脱臼の整復と固定,手術までの整復位の保持を目的に行う.

②クラッチフィールド牽引(頭蓋直達牽引)
- 頸椎の骨折,脱臼の整復と固定を目的に行う.

③ハロー牽引(頭蓋輪牽引)
- 頸椎の骨折や脱臼の整復後の固定,術後の整復位の保持を目的に行う.

● 図中に観察する際のポイントを書いておこう.

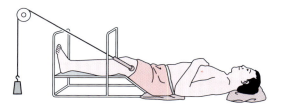

図2 ◆ 直達牽引

文献2)より引用

必要物品；介達牽引（スピードトラック牽引）

● 重錘，板，トラックバンド，弾性包帯（エラスコット），牽引ロープ，テープ，S字フック，牽引用金具，牽引フレーム，患者の状況に応じたベッドマット

その他の必要物品など

介助の実際

1. トラックバンドを患肢の幅に合わせて用意する．2つ折りにし，輪になるほう（牽引フレームをかける）を末端にする．スピードトラック（スポンジを貼ったベルト）のスポンジ面を患肢の内・外側に余裕をとってあてる．
2. 介助者の1人が患肢を徒手牽引して保持する．その間に，もう1人が弾性包帯を末梢から中枢

へむけて巻き，巻き終わったらテープで固定する．
3. 腓骨頭部の手前まで弾性包帯を巻いたら，トラックバンドを折り返す．さらにその上から弾性包帯を巻いて，巻き終わったらテープで固定する．
4. 患肢をクッションなどに乗せる．
5. トラックバンドにロープをつけ，滑車に通して重錘を吊るす．

〈弾性包帯〉
- バンドのずれを防止するため，巻きはじめは折り返す．
- 転がすように巻き，巻きが緩いとずれてしまい牽引力が低下する．きついと神経・末梢循環障害が起こる．

牽引中のケア

- 正しい体位・肢位がとれているか，正しい方向に牽引されているかを確認する．
- 重錘は指示通りの重量であるか，床やベッドに重錘が触れていないかを確認する．
- 弾性包帯の巻き直し，患肢の観察と清拭は毎日行う．
- 巻き直しの際に皮膚の状態，包帯がずれていないかを観察する．

〈観察項目〉
- 以下の項目を観察する．
 ・皮膚の発赤・びらん・水疱の有無
 ・腓骨神経麻痺の有無・足趾・足関節の背屈障害・知覚障害の有無，下腿外側から足背のしびれ，疼痛の有無
 ・牽引フレームで皮膚を圧迫していないか
 ・下腿の外旋で皮膚を圧迫していないか
 ・重錘が床についていないか

必要物品；直達牽引（キルシュナー牽引）

- 鋼線牽引セット，ドリル，注射器，局所麻酔薬，消毒物品，牽引ベッド作成物品

その他の必要物品など

牽引用ベッドの作成

- フレームの取り付けは，2人で行う．
- ベッド柵，フレーム，滑車に緩みはないか確認しながら固定する．
- 患者の状況に応じた体圧分散寝具を準備する．

介助の実際

1. 看護師2名以上で行う（直接介助と間接介助）．
2. 医師が鋼線刺入部の消毒と局所麻酔を行う．看

護師は無菌操作で介助する．
3. 間接介助の看護師は，処置に伴う体動に備え，患肢が動かないように十分保持する．患者に声をかけながら，患者の状態を観察する．
4. 医師が滅菌されたドリル本体にキルシュナーワイヤーをセットし，刺入する．
5. 医師からドリル本体のコードを受け取り，周囲に触れないように接続コードにつなげる．
6. Y字ガーゼを鋼線刺入部にあて，固定皿・留めネジで締める．
7. 医師はペンチで患肢の両端から出ている鋼線を折り曲げる．
・折り曲げたワイヤーは，注射針のキャップやテープ等で保護する
8. 馬蹄にS字フックを付け，滑車を通して牽引を開始する．
9. 患者の体位などを整え，後片付けを行う．
・離被架で患肢に布団がかからないよう配慮する

牽引中のケア

● 腓骨神経麻痺の有無を観察する．
・足趾・足関節の背屈障害の有無
・足趾の知覚障害の有無
・下腿外側から足背のしびれ，疼痛の有無
・足背動脈の有無
● 皮膚トラブル，感染を予防する．
・直達牽引器具での圧迫や摩擦による皮膚トラブルの確認
・馬蹄が皮膚に直接あたらないよう牽引のロープの長さや牽引方向の調整
・圧迫・摩擦部位にタオルやスポンジをあてるなどによる皮膚の保護
・鋼線刺入部の出血，滲出液，発赤，疼痛，腫脹の有無の観察，感染徴候への注意

- 筋力低下，関節拘縮を予防する．
- 定期的な患肢や健肢の運動の励行
- 良肢位を保持する．
- 下腿の外旋の有無：
  下腿外旋による圧迫に起因した腓骨神経麻痺の出現に注意する．小枕などを用いて，足関節が軽度の底屈（30°程度）になるようにする
- 緊張弓による脛骨神経の圧迫の有無：
  牽引方向がずれていないか，体位・肢位をチェックし，正しい牽引方向・牽引力が維持されるよう注意する
- 踵部の固定具を確認する．
- 固定部が外れていないか
- 肢位の固定状態，牽引状態
- 牽引機器を確認する．
- 重錘がベッドに当たっていないか
- 重錘が床に触れていないか
- リネンなどに牽引ロープが触れていないか
- 滑車から牽引ロープがはずれていないか
- 深部静脈血栓症（DVT）予防を行う．
- 健側患肢の足趾・足関節の底背屈運動の励行

◆**引用・参考文献**
1) 内田桃子ほか：牽引療法．整形外科ビジュアルナーシング（近藤泰児監），p107-111，学研メディカル秀潤社，2015．
2) 落合慈之監：整形外科疾患ビジュアルブック．p100，学研メディカル秀潤社，2012．
3) 山元恵子監：牽引療法．写真でわかる整形外科看護−受傷期のケアから社会復帰への支援まで，写真で体験！，p.50-55，2009．

装具

目的

* 変形を矯正・予防する.
* 患部の保護, 固定・免荷を行う.
* 失われた機能の代償・補助を行う.
* 四肢や体幹に機能障害を抱える患者の機能維持や補助を行う.

装具の種類（表1）

- 医師が処方し, 義肢装具士が作成する.
- 三点支持を行う. 装具で関節を支持し, その支点の上下で反対側から保持する.
- 支点の位置から両側の支えの位置までの距離が長いほど関節を支持する力は大きくなる.

ケアの実際

装具装着時のケア

- 皮膚保護剤, ガーゼなどを用いて装具による皮膚障害を予防する.
- 1日1回は装着部位を清拭する.
- 装具を取りはずす際は, 圧迫感や摩擦による痛み, 皮膚障害の有無を観察する.
- 体幹コルセットは直接皮膚にあてず, 肌着やシャツを1枚着用する.
- 装具の「当たり感」がある場合は, 部位を確認して装具士に相談し, 修理する.
- 装具を装着していない部分は, 可能な限り自動運動を行うよう指導し, 筋力の耐久性の維持・増強, 関節拘縮の予防を図る.

表 1 ◆装具の種類

	装具	用途・特徴
胸・腰椎固定帯	硬性コルセット（図1）	・圧迫骨折，術後固定，化膿性脊椎炎など ・良好なフィッティングと固定が可能
	軟性コルセット（ダーメンコルセット）	・胸腰椎疾患 ・広範囲で軟部組織に圧迫を加えて胸腔内圧を高め，脊椎にかかる負担を軽減する ・脊柱の動きを制限し，痛みを和らげる
頸椎固定帯	フィラデルフィアカラー（図2）	・頸椎症，頸椎損傷，頸椎椎間板ヘルニア，頸椎拡大術後など ・頸椎の前後屈運動を制限し，頭部の重みが頸椎にかかる負担を軽減する
	ソフトカラー	・頸椎の安定
	フレームカラー	・頸椎の固定
	アドフィット UDブレース	・頸椎症，頸椎損傷，頸椎拡大術など ・後頭部，喉元の圧迫痛を軽減 ・治療過程に応じて体幹部やヘッドバンドの着脱が可能
	ハローベスト（図3）	・頸椎損傷など
上肢固定帯	スリングショット（図4）	・肩関節脱臼，肩関節周囲炎，上腕骨損傷時の固定
	三角巾	・肩関節脱臼，上腕骨損傷時の固定など
	スカプラバンド	・保存治療の鎖骨骨折
下肢固定帯	ニーブレース	・膝蓋骨骨折，膝蓋腱断裂，大腿四頭筋断裂などで膝関節伸展保持が必要な場合 ・靱帯損傷などの術後安静保持
	足底板	・下垂足，片麻痺など
	PTB免荷装具	・下腿骨骨折などの骨折部や足底への体重の免荷など

装着方法とケア

〈硬性コルセット（図1）〉

1. 必ず肌着を着用する．装具が肌に直接あたると，摩擦や圧迫により褥瘡発生のリスクがある．
2. 腰をひねらないように介助して，側臥位をとってもらう．
3. 背中を硬性コルセットの後方部分で包み込むようにして体幹にあてる．

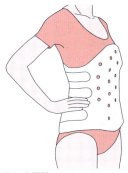

図1 ◆硬性コルセット

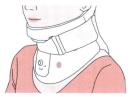

図2 ◆フィラデルフィアカラー

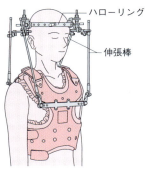

ハローリング
伸張棒

図3 ◆ハローベスト

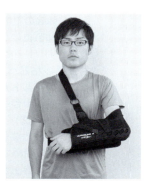

図4 ◆スリングショット

4. 硬性コルセットを後方からあてた状態のまま，仰臥位にする．
5. 硬性コルセットの形と身体がフィットする位置まで反対側から引き寄せる．
6. 硬性コルセットを両側から寄せて，前面であわせる．腸骨のカーブとコルセットのカーブをフィットさせるようにする．
7. 粘着ベルトを下から順に締める．

8. 装着後，起き上がった時に装具がずり落ちないか，ねじれていないか，呼吸は苦しくないか，不快感はないかなどを確認する．

〈軟性コルセット（ダーメンコルセット）〉
1. 必ず肌着を着用する．装具が肌に直接あたると，摩擦や圧迫により褥瘡発生のリスクがある．
2. 腰をひねらないように介助して側臥位をとってもらう（図5-①）．
3. コルセットの上下を確認し，背中のひもの部分が脊柱上になるようあわせ，身体にあてる．
4. 側臥位のまま，コルセットの残り半面を折りたたんで体幹の下に入れ込む．
5. 介助で仰臥位にし，入れ込んだ残り半面を引っ張り出す．
6. 中央部の粘着ベルト1本を軽く締めて，コルセットのベルトが身体の中心にあり，コルセットの下端が骨盤を覆っている状態であるか確認する（図5-②）．
7. 正しい位置に装着できたら，すべてのベルトを下から順に締めていく．
8. 装着後，起き上がった時に装具が滑り落ちないか，ねじれていないか，呼吸は苦しくないか，不快感はないかなど確認する（図5-③）．

● ポイント
・体幹とコルセットはフィットしているか確認す

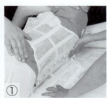 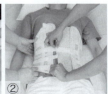 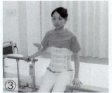

図5 ◆ 軟性コルセットの装着手順

- る．ずれていると褥瘡や皮膚障害の原因となる
- 圧迫による嘔気・気分不快はないか確認
- 上肢の運動障害，股関節屈曲の制限はないか確認する
- 前屈時に装具の後ろが浮き上がると，患部に圧迫や可動性障害が生じる．予防するために，船底型スポンジラバーを脊柱の生理的彎曲にフィットするよう取り付ける

〈フィラデルフィアカラー（図2）〉
1. ベッド上で仰臥位となってもらい，フィラデルフィアカラーを前頸部にあてる．
2. 患者にカラーの前部分を押さえてもらい，ゆっくりとヘッドアップして，上体を挙上して，起坐位をとる．
3. カラーの後ろ部分が重なるようにし，マジックベルトを締める．
4. 下顎が固定されている位置が適切であることを確認する．

● ポイント
- 頸椎の固定具は受傷時期や状況に応じて，固定力の弱いものへ変えていく
- 三点支持で装着されていることを確認する
- 固定用マジックベルトは締めすぎに注意し，患者に苦しくないか確認しながら行う
- ガーゼなどで装具内側を保護し，毎日カラーをはずして清拭などを行い，皮膚障害（瘙痒感，発赤など）を予防する
- 頸椎の前後屈運動が制限されるため，足元がみえなくなるので，移動や歩行時の転倒をしないように環境整備を行う

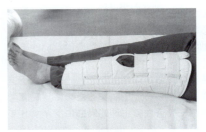

図6 ◆ニーブレース装着完了

〈ニーブレース〉
1. ニーブレースの幅の広いほうが大腿部, 狭いほうが下腿側にくるよう使用する.
2. ニーブレースを開いて脚をのせる.
3. 装具中央の切り込み部分が膝蓋骨にくるように位置を調整する (膝蓋骨が露出することにより軽度屈曲位を支持する).
4. 粘着ベルトを下から順に締めていく.
5. 装着後, 立位になり, 装具が滑り落ちないか, ねじれがないかを, 確認する (**図6**).

● ポイント
・装具が接触する部分の皮膚症状, 循環障害, 疼痛の有無を観察する
・装具のずれの有無. 腓骨神経麻痺を起こす危険性がある

> **腓骨神経麻痺**
> 下腿の外側から足背, 第5趾を除いた足趾背側にかけて感覚の障害, しびれや触った感じの鈍麻がある. 足首(足関節)と足指(趾)が背屈できなくなり, 下垂足(drop foot)になる.

〈スリングショット〉
1. 患肢は外転位を保持し，机上にのせる．
2. 健肢を患肢前腕の下に入れ，健肢で患肢を支え，机上から少し浮かせる．
   ・患肢の力のみで挙上しないようにする
3. 患肢を少し浮かせると同時に，スリングを持って装具を差し込む．
4. 肘がスリングの奥の角までしっかり収まったら，装具とともに患肢を机上におく．
   ・差し込む動作につられて患肢が動かないように注意する
5. バンド（肘関節と手関節）を2本留めて，スリングに患肢を固定する．
6. ウエストストラップは胴体に巻いて，バックルで固定する．
7. ショルダーストラップを背中から回して，前のバックルに留めて装着完了．

● ポイント
・肩と肘が後ろに引きすぎていない
・腕が前方に出すぎていない
・ストラップ，バンドが緩んでいない
・外転位が保持されている
・肩がすくんでいない
・肘が体幹の中心より後方に引っ張られていない，または前方に出すぎていない

Memo

〈三角巾〉

1. 三角巾の頂点が患側肘部にくるようにあて,下半分を肩に向かって折り返す.
2. 前腕は肘関節が 90°以下となるよう調節し,末梢を挙上して三角巾で吊る.
   - 患側指先は三角巾から露出させ,末梢の循環不全の観察ができるようにする
3. 三角巾の端は後頸部からずらし,首の横で結ぶ.
4. 患側肘部は三角巾で覆い,三角巾の頂点は結ぶ.

◆引用・参考文献

1) 近藤泰児監:整形外科ビジュアルナーシング,p.187,204-205,学研メディカル秀潤社,2015.
2) 山元恵子監:写真でわかる整形外科看護 受傷期のケアから社会復帰への支援まで,写真で体験! p.91〜99,インターメディカ,2009.
3) 落合慈之監:整形外科疾患ビジュアルブック第2版,p.106,学研メディカル秀潤社,2018.

Memo

神経ブロック

目的

* 除痛（感覚神経）によって痛みの悪循環を遮断する．
* 損傷部位への血流を増やすことによって血行を改善する．
* 運動神経遮断による痙攣の改善．

概要

- 痛みの原因となっている神経（脳脊髄神経や脳脊髄神経節，交感神経節及びそれらを形成する神経叢）に局所麻酔薬によって麻酔をかけ，神経伝達機能を一時的に遮断する方法である．
- 神経ブロックの種類には局所麻酔薬のほかに，神経破壊薬，高周波熱凝固，パルス高周波法を用いることがある．
- 神経破壊薬（無水アルコール，フェノールグリセリン，フェノール水など）を用いるブロック法は長期間のブロックの効果が期待できるため，がん性疼痛の際に行われることがある（永久ブロックとよばれる）．
- 高周波熱凝固，パルス高周波法は薬液よりも長期間，効果が続く．
- 神経に生じた炎症の抑制のために，水溶性の副腎皮質ステロイドを局所麻酔薬に添加することがある．

痛みの特徴（悪循環）

- 痛みは，以下のように循環する（図1）．
① 侵害刺激は，末梢神経より脊髄を経由して中枢へ伝達されて痛みを感じる．
② 同時に脊髄反射を介して交感神経，運動神経の興奮が起こる．

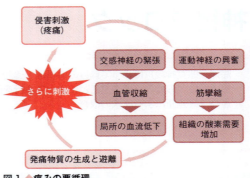

図1 ◆痛みの悪循環

③興奮により,侵害部位及び周辺の血管や筋肉の収縮が起こる.
④局所の血流低下,酸素欠乏により,発痛物質の生成・遊離が促進される.
⑤発痛物質の産生により,新たな侵害刺激が生じて脊髄反射が起こり,痛みが循環し増強する.

局所麻酔薬

〈種類〉
- 局所麻酔薬には,アミド型とエステル型がある(**表1**).

表1 ◆局所麻酔薬の種類

	薬品名	商品名	特徴
アミド型	リドカイン塩酸塩	キシロカイン	作用時間が短い(血漿コリンエステラーゼに分解されるため)
	メピバカイン塩酸塩	カルボカイン	
	ブピバカイン塩酸塩水和物	マーカイン	
	ロピバカイン塩酸塩水和物	アナペイン	
	ジブカイン塩酸塩配合	ネオビタカイン	
エステル型	塩酸プロカイン	ロカイン	作用時間が長い(肝臓で分解されるため)
	テトラカイン塩酸塩	テトラカイン	

〈副作用〉

- 局所麻酔薬の副作用には，局所麻酔薬中毒とエステル型の薬剤によるアレルギーがある．
- アレルギー反応の頻度は稀だが，アナフィラキシーショックを起こすと死に至ることもある．
- 十分な患者観察とモニタリングを行う．
- 副作用の予防と適切な対処法が重要である（**表2**）．

表2 ◆ 局所麻酔薬の副作用

	副作用の症状	予防と対処法
局所麻酔薬中毒	自覚症状：めまい，多弁，興奮，金属のような味覚，耳鳴り，口唇のしびれ 痙攣 意識障害，昏睡 呼吸停止 循環虚脱 神経症状に伴う高血圧，頻脈，心室性期外収縮	〈中毒の予防〉 ・局所麻酔薬の使用を最小限にとどめる ・少量ずつ分割して注入する ・投与ごとにしばらく時間をおいて観察する ・血管内誤注入を避けるために，各注入前に吸引確認を行う 〈局所麻酔薬中毒が疑われた場合の対応〉 ・局所麻酔薬の投与を中止する ・気道の確保，抗痙攣薬（セルシン，ミダゾラム等）を投与する ・必要に応じ，一次救命処置（BLS）及び二次救命処置（ALS）を行う
アレルギー	即時型アレルギー反応 遅延型アレルギー皮膚炎	・アナフィラキシーショックが起こった場合は，すみやかにショック時の対応（BLS）を行う

神経ブロック

Memo

種類・適応

● 主な神経ブロックの種類と適応を**表3**に示す.

表3 ◆主な神経ブロックの種類と適応

種類	内容	適応
星状神経ブロック	頸部の星状神経節へ注入	頸部椎間板ヘルニア, 頸椎症, 頸部神経根症など
硬膜外ブロック	頸部から仙骨部までの硬膜外腔に注入	腰椎椎間板ヘルニア, 腰部脊柱管狭窄症など
神経根ブロック	神経根周辺へ注入 X線透視下で造影剤使用（針が神経根に接するため）	・頸椎症性神経根症, 坐骨神経痛, 帯状疱疹後神経痛など原因の神経が限定されている場合 ・硬膜外ブロックが有効でない場合
後頭神経ブロック	後頭神経に注入	変形性頸椎症, 頸肩腕症候群, 頸椎術後症候群などに伴う後頭神経痛
腕神経叢ブロック	腕神経叢に注入 超音波ガイド, もしくはX線透視, 電気神経刺激針を用いる	頸椎症性神経根症, 頸肩腕症候群, 肩関節周囲炎
肩甲上神経ブロック	肩甲切痕部に注入 超音波ガイド下で行われることが多い	肩関節周囲炎, 腱板損傷などの肩関節疾患
椎間関節ブロック	椎間関節に注入 超音波ガイド下で行われることが多い	腰椎捻挫, 圧迫骨折による体動困難例
坐骨神経ブロック	坐骨神経に注入 超音波ガイド下（診断的な意味が大きい） パルス高周波法を実施することもある	坐骨神経痛
痛点ブロック（トリガーポイント注射）	圧痛のある部位へ注入 狭義では神経ブロックに含めない	頸部, 肩, 腰部

必要物品:腰部または仙骨部硬膜外神経ブロック(1回法)(図2)

1. 硬膜外ブロック針
   (   )
2. 局所麻酔薬
   (   )
3. 消毒用
   (   )
4. 固定用テープ
   (   )

その他の必要物品など

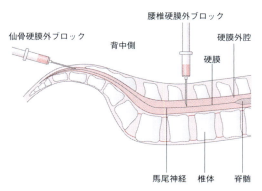

図2 ◆ 腰部・仙骨部硬膜外神経ブロック

介助の手順

1. 穿刺体位を確保し,固定を保持する.
2. 穿刺部のマーキングを介助する.
3. 穿刺部位の消毒を介助する.
4. 清潔物品,薬剤を提供し,準備する.
5. 穿刺部位の局所浸潤麻酔を行う.
6. ブロック針を穿刺し,硬膜外腔を確認,薬剤を注入する.
7. 穿刺後の穿刺部位の保護を実施する.

実施後のケア

- バイタルサインを確認する.
  - 血圧,脈拍,体温,呼吸状態などを観察する
  - 注入後,5〜15分は血圧低下に注意する
  - 一時的に下肢の知覚鈍麻や筋力の低下を起こすことがある
  - ゆっくりと坐位・立位を保持する
  - 初回の歩行は付き添う
- ブロックの効果を判定する

合併症・副作用

- 以下の合併症・副作用に注意する.
  - 局所麻酔薬中毒(p.141 表2参照)
  - 薬液のクモ膜下腔注入:全脊椎麻酔となるため,すみやかに気道を確保し,血管拡張による低血圧に注意する
  - ブロック針による神経組織の損傷:患者が疼痛を訴えた場合は,ただちに操作を中止する
  - 感染・出血

Memo

必要物品；腰椎神経根ブロック（X線透視下神経根ブロック）

1. ブロック針
   (　　　　　　　　　　　　　　　　　　　)
2. 局所麻酔薬，副腎皮質ステロイド
   (　　　　　　　　　　　　　　　　　　　)
3. 造影剤
   (　　　　　　　　　　　　　　　　　　　)
4. 消毒用
   (　　　　　　　　　　　　　　　　　　　)
5. 固定用テープ
   (　　　　　　　　　　　　　　　　　　　)

その他の必要物品など

介助の手順・実施後のケア
- 上述の「腰部または仙骨部硬膜外神経ブロック」に準じる．

合併症・副作用
- 以下の合併症・副作用に注意する．
 ・局所麻酔薬中毒（p.141 表2参照）
 ・神経損傷：複数回穿刺した場合に起こりやすい．筋力低下や知覚の消失がみられる
 ・リバウンド痛：ブロック前にくらべ痛みが増強する．神経根の軽度損傷が原因とされる
 ・感染・出血

◆引用・参考文献
1) 石井香：神経ブロック（疼痛緩和）．整形外科ビジュアルナーシング（近藤泰児監），p.112-115，学研メディカル秀潤社，2015．
2) 日本麻酔科学会：局所麻酔薬中毒への対応プラクティカルガイド 2017 年 6 月制定
   http://www.anesth.or.jp/guide/pdf/practical_localanesthesia.pdf　2018 年 2 月 28 日検索
3) 光畑裕正：局所麻酔薬のアナフィラキシー．日本ペインクリニック学会誌，21(1)，2014．

Memo

超音波骨折治療器

目的

* 超音波を利用して骨折治癒を促す.
* 治癒期間の短縮が可能になる.

適応

● 以下の場合は医療保険適用となる.
・四肢の難治性骨折
・四肢の開放骨折または粉砕骨折の手術後

必要物品

1. 超音波骨折治療器本体
2. 固定ベルト
3. 超音波用ゼリー

その他の必要物品など

方法

1. X線写真もしくは透視下などで医師が骨折部位を確認し，装着位置を指定し皮膚にマーキングする（**図1**）．
- 適宜，上書きをして，マーキングが消えないようにする
2. マーキングの位置が開口部の中心にくるように，医師が患者に固定具を装着する（**図2**）．
3. 超音波用ゼリーを，超音波トランスデューサー（以下，治療器）の超音波照射面に塗る（**図3**）．
4. 治療器を固定具の開口部に挿入し，ONスイッチを押す（**図4**）．
- 自己診断終了後に治療が開始される．20分タイマーがセットされ，治療中は液晶表示パネルに残り時間が表示される（**図5**）
- 治療時間は，1日1回20分間である．20分経過すると超音波照射は自動的に停止する
5. 治療終了後は，治療器を固定具から取りはずし，治療器，固定具及び皮膚の超音波用ゼリーを拭き取る．
- 照射位置がずれると治療効果が十分に得られないことがあるため，治療中は患部を動かさないように注意を促す
- やむを得ず患部を動かす場合は，いったん治療を中断してOFFスイッチを押す．治療中断後，再開する際は，治療を最初からやり直す

Memo

超音波骨折治療器

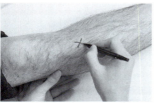
図1 ◆装着位置をマーキングする

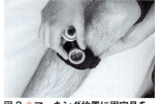
図2 ◆マーキング位置に固定具を装着する

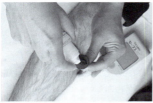
図3 ◆超音波用ゼリーを塗る

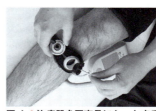
図4 ◆治療器を固定具にセットする

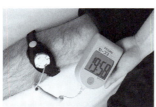
図5 ◆タイマーがセットされ治療開始

Memo

治療上の注意

- 創口に，治療器の装着部位があたらないようにする．
- 超音波は，骨折線の中央部にあたるように装着する．
- 骨折部位が金属材料で覆われている場合は，側方や裏側から治療器を使用する．
- 4cm以上の長い骨折線に対する適応については，使用方法が確立されていない．そのため，患者の状態を十分に観察しながら使用する．
- 治療の効果が認められない場合は，超音波照射箇所を変更する，照射箇所を増やすなどを検討する．
- 故障の原因となることがあるため，結露の可能性のある浴室などでは使用しない．
- 治療中に携帯電話，PHSを使用しない．
- ラジオ，テレビやほかの医療用電子機器からは，1m以上離して使用する．
- 誤作動や治療不良の原因になるため，電子レンジ等のマイクロ波を発生する装置からは，2m以上離して使用する．

◆ 引用・参考文献
1) 帝人ファーマ：セーフス SAFHS 4000J 取扱い説明書．第2版，2017．
2) 内田桃子ほか：超音波骨折治療器．整形外科ビジュアルナーシング（近藤泰児監），p.116-118，学研メディカル秀潤社，2015．

Memo

薬物療法

目的

* 多くは疼痛をコントロールすることである．
* その他に抗菌薬，抗リウマチ薬，骨粗鬆症治療薬が用いられる．

概要

- 整形外科領域における薬物療法のなかで，疼痛管理として多く用いられている薬剤には，非ステロイド抗炎症薬（NSAIDs）や麻薬性鎮痛薬がある．ほかにも，副腎皮質ステロイド，筋弛緩薬，抗菌薬などが使用される．

鎮痛薬
〈非ステロイド抗炎症薬（NSAIDs）〉

- 炎症反応を引き起こす物質であるプロスタグランジン（PG）の合成を阻害することにより，抗炎症作用，鎮痛作用，解熱効果を現す．
- 整形外科領域で使用されるNSAIDsを**表1**に示す．
- 剤形：経口薬，坐剤，経皮吸収剤
- 副作用：胃腸障害（食欲不振・嘔気・嘔吐），腎・肝機能障害，皮膚の発疹・発赤，かぶれ，血圧低下，浮腫など

Memo

表1 ◆ 整形外科領域で用いられる主なNSAIDs

分類		一般名	商品名	COX-2選択性
酸性	サリチル酸系	アセチルサリチル酸	アスピリン	低い
	フェナム酸系	メフェナム酸	ポンタール	低い
	フェニル酸系	ジクロフェナクナトリウム	ボルタレン	中等度
		インドメタシン	カトレップ インテバン	低い
		エトドラク	ハイペン	高い
	プロピオン酸系	イブプロフェン	ブルフェン	低い
		フルルビプロフェン	ロピオン アドフィード	低い
		ケトプロフェン	モーラス ミルタックス	低い
		ロキソプロフェン	ロキソニン	低い
		ザルトプロフェン	ペオン ソレトン	高い
	オキシカム系	フェルビナク	ナパゲルン セルタッチ	中等度
		メロキシカム	モービック	高い
		ロルノキシカム	ロルカム	高い
	コキシブ系	セレコキシブ	セレコックス	非常に高い
塩基性		塩酸チアラミド	ソランタール	なし

〈麻薬性鎮痛薬（オピオイド）〉
- 中枢・末梢神経に存在するオピオイド受容体に結合し，モルヒネに近い鎮痛作用をもつ．
- 侵害受容性疼痛に有効だが，神経障害性疼痛にも効果がある．
- 副作用：嘔気・嘔吐，便秘，尿閉，眠気，瘙痒感，呼吸抑制，薬物依存など
- オピオイドの管理
  ・経口薬，貼付剤，坐剤，注射薬すべてが麻薬管理対象である
  ・在宅での患者・家族管理では，他人に転用しない，保管方法，残薬の返却方法などといった使用法・保管の留意点の指導が重要となる

〈副腎皮質ステロイド〉
- 抗炎症，免疫抑制作用により主に関節リウマチの患者に長期的に用いられる．
- 主な薬剤：トラマドール，ブプレノルフィン，フェンタニル
- 副作用：満月様顔貌，副腎皮質機能不全，骨粗鬆症，消化性潰瘍，糖尿病など
- 症状が治ってきたら使用量を慎重に漸減する．
- 患者への説明
・免疫力が低下し感染しやすくなる．手洗いやうがいなどの感染予防策を心がけるよう説明する
・食欲を増強させるので，カロリーの高い間食を控えるよう説明する
・副腎皮質機能不全に陥る可能性があるため，自己判断での薬の減量や中止は行わないよう説明する

〈筋弛緩薬〉
- 運動神経や中枢神経に作用し，筋緊張状態の症状を緩和する．
- 筋緊張状態の緩和や血流改善による症状緩和に有効である．
- 主な薬剤：トラマドール，ブプレノルフィン，フェンタニル
- 副作用：発疹，嘔気，食欲不振，ふらつき，めまい，眠気，脱力，ショックなど

Memo

〈抗菌薬〉

- 開放創や褥瘡などの細菌感染，蜂窩織炎，腸腰筋膿瘍などに投与される．
- 適切な量を，必要な期間に応じて投与することが大切で，安易な投与と中断は菌の耐性化を進める．
- 主な薬剤：セファゾリン，セフォタキシム，セフェピム，イミペネム・シラスタチン配合，クリンダマイシンなど
- 主な副作用：アレルギー反応，肝障害など
- 使用中の注意事項
  ・患者に薬効と副作用について説明し，アレルギーの有無を再確認する
  ・初回投与時は，アナフィラキシーなどのアレルギー症状に注意する．投与開始直後から30分以内は要注意であり，症状が現れたら迅速な治療が必要となる

Memo

リウマチ治療薬

〈抗リウマチ薬〉

- 免疫機能にはたらきかけることにより，病変の活動を制御し，免疫機能を調整する．
- 効果が出るまで1〜6か月程度の時間を要する．
- 主な薬剤：メトトレキサート（MTX），タクロリムス，レフルノミド
- 副作用：湿疹，胃腸障害，腎障害，血液障害，間質性肺炎，骨髄抑制など
- 定期的に問診や尿・血液検査を実施しながら使用する．

〈生物学的製剤〉

- 関節の炎症を抑え，骨の破壊を予防する．
- 点滴または皮下注射で投与する．投与間隔はさまざまであり，患者のライフスタイルにあわせて選択する．
- 主な薬剤：インフリキシマブ，エタネルセプト，トシリズマブ，アバタセプト

Memo

骨粗鬆症治療薬

〈骨吸収抑制薬〉
- カルシトニン製剤，イプリフラボン，ビスホスホネート製剤，卵胞ホルモン，選択的エストロゲン受容体モジュレーター（SERM）

〈骨形成促進薬〉
- ビタミンK_2製剤，副甲状腺ホルモン（PTH）

〈腸からのカルシウム吸収量を増やす薬〉
- カルシウム製剤，活性型ビタミンD_3製剤
- 投与前後に骨密度測定，骨代謝マーカー測定を実施する．
- 服用のタイミングは朝起床時や就寝前の空腹時の制限があるものや，週1回の投与などもあるため注意が必要である．

◆引用・参考文献
1) 林由美子：薬物療法．整形外科ビジュアルナーシング（近藤泰児監），p.91-92，学研メディカル秀潤社，2015．
2) 厚生労働省：医療用麻薬適正使用ガイダンス～がん疼痛及び慢性疼痛治療における医療用麻薬の使用と管理のガイダンス～．2016．
http://www.mhlw.go.jp/bunya/iyakuhin/yakubuturanyou/other/iryo_tekisei_guide.html より
2018年3月1日検索

Memo

術前ケア
①術前オリエンテーション

目的

* 患者が手術について理解できるようにする.
* 患者の不安を軽減する.
* 術前の身体の準備を整える.

実際

術前オリエンテーションの項目

- 術前オリエンテーションでは，身体的・精神的な状態を整えて手術に臨めるように援助する．

〈栄養状態〉
- バランスのよい食事をとるように説明する．

〈歯や口腔内の状態〉
- 歯や口腔内を清潔に保つことが気道感染予防や血流感染の予防につながることを説明し，術前の歯科受診を促すなど，口腔内の環境を整えるよう勧める．

〈禁煙の効果〉
- 禁煙は短期間でも身体の機能を改善させ，禁煙期間が長くなると術後合併症が減少するなど，効果が高いことを説明する（表1）．
- 手術決定後，可能なかぎり早期に禁煙の効果を説明するとよい．

〈深呼吸の練習〉
- 深呼吸や口すぼめ呼吸の効果や方法について説明し，練習を促す．

表 1 ◆ 禁煙の効果

効果	禁煙期間
酸素運搬能の改善	1〜2日
気道過敏性の改善	1週
喀痰分泌機能の改善	2〜6週
術後感染症の減少	3〜4週
気道障害の改善	4〜8週
術後肺炎の減少	8週以上

表 2 ◆ 早期離床の効果

- 肺胞のガス交換の改善
- 全身の循環状態をよくして、創治癒を促進
- 術後イレウスの合併症の予防
- 血栓の予防

- 術後は安静や創部痛などにより呼吸が浅くなり、痰が出しにくくなり肺炎や無気肺のリスクとなる.
- 深呼吸や口すぼめ呼吸で気道の閉塞を防ぎ、気道内の呼気の流れがよくなり痰が出しやすくなる.

〈深部静脈血栓症(DVT)予防〉
- リスクレベルに応じて予防していくことを説明する.

〈早期離床〉
- 術後合併症の予防や早期離床の効果(**表2**)について説明する.
- 疼痛コントロールを行いながら、手術翌日より看護師とともに歩行を開始し、リハビリテーションを行っていくことを説明する.

〈薬剤の確認〉
- 常用薬、術前に中止する薬剤、手術当日に飲む薬剤の確認と「お薬手帳」の持参について説明する.

〈麻酔〉
- 麻酔科医から診察・手術に関する評価、麻酔の説明を行う.

〈術前訓練〉
- 術後どのような状態になるのかを具体的に説明し，術後に想定される動作訓練を行うことで不安の軽減を図る．
- 術後に想定される経過，疼痛，生活動作の制限，安静期間について説明する．
- 体位変換，術後の良肢位の練習を行う．
- 車椅子移乗・操作の練習を行う．
- 便器・尿器を用いた床上排泄の練習を行う．

〈物品の準備〉
- 自施設のパンフレットなどを用いて，準備する物品について説明する．

◆引用・参考文献
1) 内田桃子ほか：手術前のケア．整形外科ビジュアルナーシング（近藤泰児監），p.119-120，学研メディカル秀潤社，2015．

Memo

術前ケア
②全身状態の評価

目的

* 術前検査を行い，身体機能が麻酔に耐えられるかを判断する．
* 既往歴等の確認，全身状態の評価を行い，合併症を予測し予防する．

評価に必要なもの

術前検査の結果

- 以下の検査結果を準備する．
  - 一般採血検査
  - 心電図検査
  - 胸部 X 線検査
  - 肺機能検査
  - 疾患に関連する検査

注意すること

既往歴
- 既往歴を確認し，全身状態の評価を行う．
  - **脳梗塞の既往がある患者**：心房細動がある場合は，抗凝固薬や抗血小板薬を内服しているので，術前に中止し，心エコー検査で心房内に血栓がないかを確認する必要がある
  - **脳出血の既往がある患者**：脳出血の既往では問題にならないが，脳実質に障害があると脊椎麻酔を行うと脊髄圧が低下し，脳ヘルニアを助長するおそれがある．そのため，全身麻酔か硬膜下麻酔を選択する必要がある
  - **気管支喘息がある患者**：発作の頻度を確認する

術後せん妄のアセスメント
- 術後せん妄の予防は，二次的な合併症の予防につながる．
- 術前から発症リスクを予測した予防的なアプローチが必要である．
- 看護師が術前訪問をして，手術や術後について患者がイメージできるように十分に説明し，患者の不安を取り除くことが術後せん妄の予防につながる．

◆引用・参考文献
1) 内田桃子ほか：手術前のケア（全身状態の評価）．整形外科ビジュアルナーシング（近藤泰児監），p.121-122，学研メディカル秀潤社，2015．

Memo

術前ケア
③自己血輸血

> **目的**
>
> * 自己の血液を輸血療法に用いることで，同種血輸血による副作用，合併症を回避する．

実際

適応
- 以下の患者で適応となる．
  - 術前状態が良好で緊急手術を要しない待機的手術
  - 術中の出血量が予測でき，輸血を必要とする場合
  - まれな血液型や同種免疫抗体がある場合
  - 患者の全身状態を正しく評価し，医師が適応と認めた場合

禁忌
- 以下の患者では禁忌となる．
  - 菌血症のおそれのある細菌感染者
  - インフルエンザ罹患者，解熱後48時間以内の患者
  - 24時間以内にインフルエンザ，肺炎球菌などの不活性ワクチンの接種を受けた患者
  - 4週間以内に風疹，水痘，麻疹など生ワクチンの接種を受けた患者
  - 不安定狭心症患者
  - 中等度以上の大動脈弁狭窄症患者

採血方法

〈採血前日〉
- 採血前日は激しい運動・過度の飲酒を避け，十分な睡眠をとる．

〈採血当日〉
- **採血前**：食事をとって来院してもらう．体調がすぐれないなどの症状がないかを確認する．
- **採血時**：気分不快，吐き気，冷汗などの症状がないかを確認する．
・1回の採血は400mLを上限とする
- **採血後**：注意事項について説明する．
・急なふらつきによる転倒に注意する
・電車で帰宅する場合は，転落防止のためホーム端に立たない
・激しい運動，飲酒，労働は避け，入浴はせずシャワー程度にする
・自動車・バイク・自転車の運転は避ける

◆**引用・参考文献**
1) 内田桃子ほか：手術前のケア（全身状態の評価）．整形外科ビジュアルナーシング（近藤泰児監），p.122，学研メディカル秀潤社，2015．

Memo

術前ケア
(手術前日から手術まで)

目的

* 手術を受ける患者・家族が手術に対する心構えや準備をする.

手術前日の準備・確認

必要書類
- 以下について準備し, チェックリスト等を用いて確認する.

〈術前検査の結果〉
- 血液検査
  ・血球算定学検査・生化・凝固（1か月以内）, 血液型・血液ガス・感染症（3か月以内）
- 心電図検査（3か月以内）
- 胸部・腹部X線検査（3か月以内）
- 呼吸機能検査
- 合併症に応じた検査

〈手術に関する説明・同意書〉
- 手術の説明・同意書
  ・確認事項：術式の内容・手術部位（左右）・日付・患者サイン・医師サイン
- 麻酔の説明・同意書
  ・確認事項：麻酔の種類のチェック・日付・患者サイン・医師サイン
- **輸血等を使用する場合**
  ・輸血の説明と同意書
  ・輸血療法に関する説明と同意書

・自己血輸血の説明と同意書
・確認事項：日付・サインの有無

〈アレルギーに関する問診票〉
● アレルギーに関する問診票
・確認事項：医師・患者本人または家族のサインの有無

〈肺塞栓症予防措置表〉
● 肺塞栓症予防措置表
・確認事項：弾性ストッキングのサイズなど

〈その他〉
● 与薬・輸液内容
● 手術室で実施する抗菌薬の有無
● 挿入中のルート類に関する情報
● 既往歴など，その他の患者情報

必要物品
● チェックリスト等を用いて確認する．
・手術着，T字帯もしくは紙おむつ
・人工股関節置換術（THA）であれば外転枕，頸椎カラーなど術式に応じた物品
・必要時，術後に使用する寝巻など

医師の指示内容
● 術前：処置・点滴・与薬など
● 術後：点滴・疼痛時・発熱時・術後検査・内服薬投与開始など

患者への説明・確認
● 手術・麻酔に関する医師からの説明の理解度，手術の受け止め方，不安や緊張，戸惑いの程度を知り，対応する．

- 安静度に従って，手術前日には必ず清潔ケアを実施する．
  - 清潔ケア後，保湿剤を全身に塗布する（本人用もしくはセキューラ◇ML）
  - とくに腹臥位手術は長時間になるため，忘れずに実施する
  - 爪切り(マニキュア，とくにジェルネイルの除去)や髭剃りをすませる
  - 全身麻酔予定の患者は，口髭があると気管チューブの固定が困難となるため，髭を剃る
- 食事制限・飲水可能時間の指示を確認する．
- 排便の確認を行い，必要時医師の指示により浣腸を行う．

手術オリエンテーション

- パンフレットを使用して説明する．
  - 説明事項：手術当日から術後，術翌日までのスケジュール，術後の疼痛管理や安静，家族の来院時間など

手術当日の準備

〈患者の準備〉

- 手術室入室までに排泄をすませているかを確認する．
- 家族の来棟の有無，待機場所について確認する．
- 手術衣に着替えてもらう．指示があれば，弾性ストッキングを着用してもらう．
- 義歯，コンタクトレンズ，メガネ，補聴器，指輪，時計，湿布などの除去物をはずしているか確認する．

〈医師の指示の再確認〉

- 術前：処置，点滴，内服，禁飲食など
- 術後：点滴（疼痛時・発熱時・嘔気時・不眠時・不穏時），術後X線などの検査の有無，内服薬投

与開始などの指示，血糖測定の有無

〈手術室への入室と申し送り〉
- 手術室への搬送は，患者の状態によって独歩，ストレッチャー，車椅子で実施する．
- 手術室前室で入室基準どおりに病棟看護師，手術看護師，主治医，麻酔科医による患者確認を行う．
- 患者に氏名をフルネームで名乗ってもらい，リストバンドで確認する．
- 患者に手術部位を言ってもらうか，手術申し込み書，電子カルテ，マーキングなどで手術部位の確認をする．
- チェックリストを用いて必要書類を確認する．
- 確認事項：同意書の医師，看護師，患者サインの有無など
- 術前検査，各有効期限は施設の基準に沿う
- 輸血類を手術室に持参する場合は，ダブルチェックを行う．
- 患者情報，直前のバイタルサインの確認を行う．
- 確認事項：既往歴，アレルギーの有無
- 手術室で，リストバンドの確認やバーコード認証を行う．

手術室入室時のポイント
- 手術部位のマーキングの確認
- 入室時：左右手術部位の確認
- 患者確認時：患者本人による確認
- 手術直前の部位確認時：タイムアウトによる確認

◆引用・参考文献
1) 内田桃子ほか：手術前のケア（手術前日から手術まで），整形外科ビジュアルナーシング（近藤泰児監），p.123-124，学研メディカル秀潤社，2015.

手術と術前・術後ケア
腱の手術－①アキレス腱断裂

目的

* アキレス腱断裂の保存療法は回復に時間がかかるため，スポーツの継続などを理由とした早期回復のために行う．

疾患の概要

- アキレス腱断裂では下腿三頭筋（腓腹筋，ヒラメ筋）と踵骨をつなぐアキレス腱（踵骨腱）の断裂が多い．
- スポーツ活動中の受傷が多く，30～40歳代に好発する．

症状

- 以下の症状が現れる．
  ・受傷時アキレス腱への衝撃や断裂音の自覚
  ・断裂部の疼痛
  ・歩行障害
  ・爪先立ちは不可能，足関節の底屈（屈曲）は可能
  ・断裂部が陥没
  ・トンプソンテスト陽性（**図1**）

治療

- X線検査で骨折の有無，超音波検査・MRI検査で診断や治療の評価を行う．
- 症例に応じて，保存療法または手術療法を選択する．

保存療法

- 手術を行わずにギプスや装具を用いて治療する．最大底屈位で足関節を2～3週間ギプス固定す

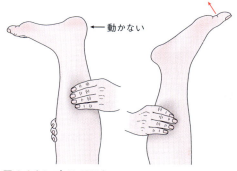

図1 ◆ トンプソンテスト

る．その後，アキレス腱断裂装具での装具固定となる．
- 保存療法は，手術療法とくらべると再断裂を起こしやすい．そのため，患者指導が重要となる．

手術療法
- 断裂したアキレス腱を直接縫合するアキレス腱縫合術が適応となる．
- 早期回復やスポーツの継続を希望する場合は，手術療法を選択する．

自施設での治療の注意点

ケアのポイント

術前ケア

- 術後,順調に機能回復訓練を開始できるよう生活背景や社会的背景の情報を収集する.
- 術後の状態をイメージできるようにし,患者の不安の軽減につなげる.
- 術後の安静による筋力低下や関節拘縮,健側の筋力低下が生じやすいことは,スポーツを行う患者には大きな不安要因となることに留意する.
- セルフケアの援助を行う.
- 患肢は免荷となるため,移動には車椅子や松葉杖が必要になる.車椅子や松葉杖の使用方法について指導する.
- 疼痛の緩和を図る.

術後ケア

〈観察〉
- 術後出血,循環障害,腓骨神経麻痺,感染の徴候の有無を観察する.

〈疼痛,腫脹による苦痛の緩和〉
- 医師の指示による鎮痛薬の使用や安楽な体位を工夫し,苦痛の緩和を図る.

〈セルフケアへの援助〉
- 患肢は免荷となるため,車椅子や松葉杖を使用する.
- 車椅子や松葉杖の使用方法を指導する.
- シャワー浴の際には,荷重制限が守られているかを観察する.
- 転倒の危険性がないか観察し,転倒予防について指導する.

表1 ◆ 荷重歩行訓練時の注意点

- 松葉杖や歩行器の使用方法が適切か観察する
- 荷重制限が守られているか観察する
- 荷重歩行訓練の後は，創周囲の腫脹，熱感，疼痛の有無を観察し，状態に応じてクーリングを行う
- 荷重指示に応じた生活支援を行う
- 生活環境の整備に関する退院指導を進めていく

〈ギプス固定〉
- 一般的には，術後1～2週間はギプス固定を行う．
- 術後5日～1週間は患肢を自然下垂でギプス固定する．その後，患肢を軽度底屈折位に変更してヒール付きギプスで固定し，荷重が開始となる．
- 術後12～14日で装具固定となる．

〈装具〉
- ギプス固定終了後，ヒール付き装具での固定に変更となり，段階的に除去していく．
- 医師より荷重の指示が出た場合は，リハビリテーション担当者とともに荷重歩行の注意点を指導する（表1）．
- 6～8週間で装具固定の必要がなくなり，術後3か月で日常生活への復帰，術後6か月でスポーツ活動への復帰を目指すように指導する．
- 早期回復を目指すあまり，患者自身が自己判断で運動負荷を増やしたり荷重をかけすぎたりしないよう指導する．

〈精神面〉
- 一般的に受傷部以外の身体機能に問題がないようにみえるため，精神面の不安や抱えている問題を見過ごさないようなかかわりが必要となる．

◆**引用・参考文献**
1) 鈴木香梨ほか：腱（縫合術，移植・移行術）の手術および術前・術後のケア．整形外科ビジュアルナーシング（近藤泰児監），p.125-127，学研メディカル秀潤社，2015．
2) 医療情報科学研究所編：病気がみえる vol11 運動器・整形外科，p.204-205，メディックメディア，2017．
3) 秋山武徳：高位脛骨骨切り術．整形外科看護 2017 秋季増刊：p.228，2017．

Memo

手術と術前・術後ケア
腱の手術-②腱板断裂(肩腱板断裂)

目的

* 保存療法を行っても改善されない関節痛と運動障害を含む症状を緩和する.

疾患の概要

- 腱板は,棘上筋・棘下筋・小円筋・肩甲下筋の腱が肩関節を囲む構造となっている.腱板断裂では上腕骨頭は求心性を失い,動作時に肩峰や烏口突起などの周囲の組織と擦れながら動くため,上肢の外転(側法挙上)の途中で肩に疼痛を生じる.
- 断裂が大きくなると,肩を挙げることができなくなる場合がある(**図1**).
- 腱板断裂は中高年者に好発する.加齢による退行変化や,ごくわずかな外力によって断裂することがある.若年者はスポーツによる外傷によって起

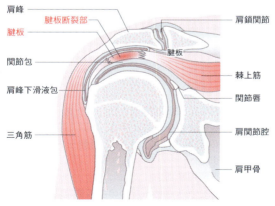

図1 ◆肩腱板断裂

こることが多い.

所見

- 以下の所見がみられる.
- ・インピンジメント徴候や有痛弧徴候
- ・轢音
- ・外旋・内旋の筋力低下
- ・断裂部の触知

インピンジメント徴候とは
肩を挙げていく時,ある角度で痛みや引っかかりを感じ,それ以上に挙上できなくなる症状の総称である.有痛弧徴候とは,肩を挙上する時,あるいは挙上した位置から下ろしてくる時,ほぼ60〜120°の間でとくに強い痛みを感じることをいう.

症状

- 以下の症状が現れる.
- ・放散性疼痛や運動痛があり,夜間から朝方起床時に痛みが増強
- ・肩関節の可動域制限

治療

- X線検査,超音波検査,MRI検査で確認する.
- 症例に応じて,保存療法または手術療法を選択する.

保存療法

- 一度断裂した腱板は修復されないため,保存療法では症状の緩和を目的とする.
- 肩関節の安静のため,1〜2週間三角巾を使用し固定する.
- 鎮痛薬を使用する.
- 腱板機能を賦活させるための腱板機能訓練や筋力アップのためのリハビリテーションを行う.

〈観察〉
- 疼痛はないか，疼痛に伴う運動制限に見合ったセルフケアが行えているかを観察する．
- 三角巾の固定状況を確認する．

手術療法
- 保存療法を行っても関節痛と運動障害が治らない場合は，手術の適応となる．手術は鏡視下で行うことが多い．

自施設での治療の注意点

ケアのポイント（手術療法時）

術前の説明
- 術後の安静期間と，外転装具の装着方法を説明する．

術後ケア
〈肩関節の安静〉
- 癒着するまで約3週間は外転装具を装着する．
- 装具は夜間睡眠時もはずさず装着する．
- 更衣や入浴時は，肩の外転位が保持できるように介助する．
- 入浴用の装具を使用するなど工夫する（図2）．

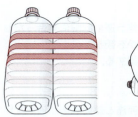 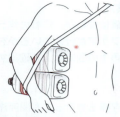

図2 ◆ ペットボトルを利用した入浴時の外転装具

〈リハビリテーション〉
- 術後翌日から理学療法士または医師の指示のもとリハビリテーションを実施する．
- 患肢を自由に使用して日常生活を送れるようになるには術後3か月程度，スポーツに復帰するには6か月程度かかる．

◆引用・参考文献
1) 鈴木香梨ほか：腱（縫合術，移植・移行術）の手術および術前・術後のケア．整形外科ビジュアルナーシング（近藤泰児監），p.125-127，学研メディカル秀潤社，2015．
2) 伊藤陽一：腱板断裂（肩腱板断裂）．p.110，病気がみえる vol11 運動器・整形外科，メディックメディア，2017．

Memo

手術と術前・術後ケア
靱帯の手術 − ①前十字靱帯（ACL）損傷

目的

* 前十字靱帯（ACL）は血流が少ないため自然治癒は難しい．早期回復のため疼痛コントロールや深部静脈血栓症（DVT）予防などの術後ケアを行う．

疾患の概要

- 膝関節は最も大きな可動関節であり，体重を支える機能と膝の屈伸運動により下肢を動かす機能を担っている．形の異なる大腿骨と下腿骨の間にあるため不安定な関節であるが，それを補うために多くの靱帯がある（図1）．
- 前十字靱帯（ACL）は関節内靱帯である（図2）．

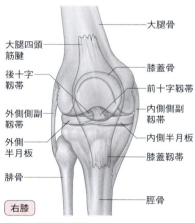

図1 ◆ 膝関節の構造

縫合での修復は再生能力が乏しいため難しく、再建術が必要となる.
- スポーツ中に損傷することが多く、転倒などの接触型の外力のほか、ジャンプの着地や急な方向転換など非接触型の外力によっても起こる.
- ACLを損傷したまま運動や生活を続けていると、半月板機能の破綻など二次的な関節症変化をきたすおそれがある.

症状

- 以下の症状が現れる.
・受傷時の膝の激痛、ブツッといった断裂音の自覚
・数時間以内に膝関節が腫脹し、可動域の制限
・膝の関節内に出血

治療

- MRI検査で損傷の程度、半月板損傷や他の靱帯損傷の有無を評価する.
- 徒手テストとしてラックマンテスト、前方引き出

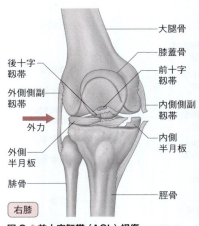

図2 ◆ 前十字靱帯（ACL）損傷

しテストなどを行う．
- X線画像には，靱帯は写らない．

受傷時の治療

- 関節の炎症が強く痛みを伴う場合は疼痛・腫脹軽減を目的に，RICE（安静，冷却・寒冷，圧迫，挙上）療法を行う（**図3**）．
- 消炎鎮痛薬を使用し，数日間ギプス固定を行い安静にする．

保存療法

- 部分断裂など軽度であれば，装具療法や膝周囲の筋力強化のリハビリテーションで対応する．
- ACLは血流が少なく，自然治癒は期待できないことが多い．

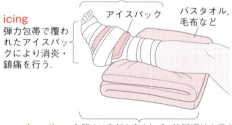

compression
末梢から中枢に向けて静脈還流を促すように末梢を中枢よりやや強めに圧迫する（腫脹の軽減）．

icing
弾力包帯で覆われたアイスパックにより消炎・鎮痛を行う．

elevation 心臓より患部を高く上げ，静脈還流を促す

rest

R：rest　　　　　　安静
I：icing　　　　　　冷却・寒冷
C：compression　　圧迫
E：elevation　　　　挙上

図3 ◆ RICE療法

- 早期からACL装具を装着し，関節可動域（ROM）訓練と筋力訓練を行う．

手術療法
- 靱帯縫合術と靱帯再建術がある．

自施設での治療の注意点

ケアのポイント

靱帯再建術後のケア
〈疼痛コントロール〉
- 疼痛が術後2～3日程度続くため，鎮痛薬を使用する．
- 術後痛と神経・循環障害による痛みとを混同しないように注意する．
- 深部静脈血栓症（DVT）・肺塞栓症の予防を行う（p.229「DVT予防」参照）．

〈神経・循環障害の予防〉
- ギプス，ニーブレース装着時は，装具より遠位の皮膚の色，毛細血管再充満時間（CRT），知覚鈍麻，しびれの観察を行う．

〈腫脹の予防〉
- 枕を用いて下肢全体を挙上する．下腿の下だけに枕を置かない．
- 足趾や足関節の運動を行う．

〈肢位の保持〉
- 軽度屈曲位で固定する．外旋位になると腓骨頭の

圧迫につながるため注意する.
- 過伸展を避けるよう指導する.

〈日常生活動作（ADL）〉
- 術翌日よりニーブレースを装着し，離床を開始する.
- 術後，しびれがおさまったらニーブレースからACL装具に変更となる．ベッド上でははずしてもよいが，それ以外は装着する.
- 車椅子や松葉杖の使用は，患者の理解度やADLに合わせて検討する.
- シャワー浴は，荷重制限を守りながら実施する.
- 転倒のリスクが低い場合：装具をはずす
- 転倒のリスクが高い場合：装具を装着したままビニール袋で覆う

退院指導

- 術後3〜8週間はACL装具を装着する.
- 退院後，外来受診時に状況を確認してはずすため，それまでは装着するよう説明する
- あぐら，正座，横座り，脚組みは禁止する.
- トイレは洋式の使用が安全である.
- 和式トイレでは膝をひねらないセルフケアを指導する
- 筋力運動は継続して行う.
- 車や自転車の運転は，医師と相談してから行う.

◆引用・参考文献
1) 内田桃子ほか：靭帯の手術および術前・術後ケア．整形外科ビジュアルナーシング（近藤泰児監），p.128-129，学研メディカル秀潤社，2015．
2) 関矢仁監：膝靭帯損傷．病気がみえる運動器・整形外科，p.186-189，メディックメディア，2017．
3) 落合慈之監：リハビリテーションビジュアルブック第2版，p.112-113，学研メディカル秀潤社，2016．

手術と術前・術後ケア
靱帯の手術-②後十字靱帯(PCL)損傷

目的

* ほとんどが保存療法となる．大腿四頭筋訓練など筋力トレーニングのケアを行う．

疾患の概要

- 後十字靱帯（PCL）は関節内靱帯である（**図1**）．PCLは，前十字靱帯（ACL）の1.5～2倍の太さと強度を有するため，損傷は接触型のスポーツや交通事故など大きな外力によって起こる．
- 損傷したPCLは完全には治癒せず，多くの場合治療後も後方不安定性が残る．
- ACL損傷にくらべて，自覚症状や機能障害は軽

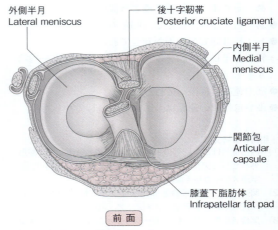

前面

図1 ◆後十字靱帯の構造

度であるが，膝の不安定性が残ったまま放置すると，半月板損傷や変形性膝関節症を起こすことがある．

症状

- 以下の症状が現れる．
- ・膝の腫れ
- ・発赤
- ・関節の不安定感・ぐらつき
- ・膝くずれ
- ・膝の裏の疼痛

治療

- MRI 検査で損傷の程度，半月板損傷や軟骨損傷との合併症の有無を評価する．
- 徒手テストとしてグラビティテスト，後方押し込みテストなどを行う．

保存療法

- ほとんどが保存療法となり，大腿四頭筋訓練を中心とした治療を行う．
- 受傷時は炎症による腫れや熱感，痛みの沈静化のために RICE（安静，冷却・寒冷，圧迫，挙上）療法（p.179）を行う．

自施設での治療の注意点

手術と術前・術後ケア

ケアのポイント

靱帯再建術後のケア

- 複合靱帯損傷や完全靱帯損傷の場合は、靱帯再建術を行う.
- p.180「前十字靱帯損傷」の「靱帯再建術後のケア」参照のこと.

退院指導

- p.181「前十字靱帯損傷」の「退院指導」参照のこと.

◆引用・参考文献
1) 内田桃子ほか：靱帯の手術および術前・術後ケア. 整形外科ビジュアルナーシング（近藤泰児監）, p.128-129, 学研メディカル秀潤社, 2015.
2) 医療情報科学研究所編：病気がみえる運動器・整形外科, p186-189, メディックメディア, 2017.
3) 落合慈之監：整形外科疾患ビジュアルブック第2版, p.438, 学研メディカル秀潤社, 2017.

Memo

手術と術前・術後ケア
関節の手術－①股関節（人工関節置換術）

目的

* 損傷や変形を生じた股関節の一部，または全体を人工物に置き換える手術を行うことで，疼痛や可動域制限の改善を期待できる．

手術の概要

- 関節は骨と骨が連結する部分で，膝・肘・腰・肩・指・肩など身体中にあり，関節を動かすことで歩いたり，しゃがんだり，物をつかんだりと日常生活を営むうえで必要な動作が可能になる．
- 股間節の人工関節置換術には，人工股関節全置換術（THA）と人工骨頭置換術（BHA）がある．
- 置換する人工物には，金属あるいはセラミックがある．
- 人工物の固定では，骨セメントを用いる場合と，セメントを使用せずに直接骨に固定する場合とがあり，患者の年齢や骨の形状，質によって，考慮される．
- 人工関節置換術は主に股・膝関節に用いられるが，肩・肘・足関節，，手や手指の関節においても用いられることがある．

適応疾患・年齢

- 変形性関節症（OA）や関節リウマチ（RA）が多い（**表1**）．
- 一般的には60歳以上とされているが，人工関節の耐久性向上等で年齢の幅は広がってきている．

表1 ◆ 関節の手術と適応

	術式	適応
股関節	人工股関節全置換術（THA）	・変形性股関節症 ・大腿骨頭壊死 ・関節リウマチ ・大腿骨頸部骨折
	人工骨頭置換術（BHA）	・大腿骨頭骨折 ・大腿骨頸部骨折 ・大腿骨頭壊死 ・関節リウマチ
膝関節	人工膝関節全置換術（TKA）	・高度に変形した変形性膝関節症
	人工膝単顆置換術（UKA）	・変形性膝関節症の病変部だけを人工関節に置き換える
肘関節	人工肘関節全置換術（TEA）	・関節リウマチによる関節破壊によって強い不安定性をきたす症例

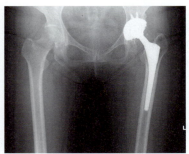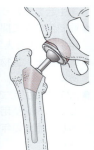

図1 ◆ 人工股関節全置換術（THA）

Memo

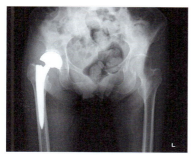

図2 ◆ 人工骨頭置換術(BHA)

治療

人工股関節全置換術(THA)
- 変形性股関節症や関節リウマチ,大腿骨頭壊死,骨折などにより変形した関節を人工関節に入れ替えることによって歩行能力が改善される(**図1**).

人工骨頭置換術(BHA)
- 大腿骨頭骨折,大腿骨頸部内側骨折や大腿骨頭がなんらかの原因で壊死を起こした場合に,大腿骨頭を切除し,人工骨頭で置換する(**図2**).
- THAと違い,臼蓋側は置換せず,患者自身の軟骨と摺動(擦り合い)させる.

Memo

> ケアのポイント

術前ケア

〈術前オリエンテーション・術前訓練〉
- 術前オリエンテーション・術前訓練を行い，以下の点について指導する（p.157「術前ケア①術前オリエンテーション」参照）．
- 術後に予想される経過や疼痛，生活動作の制限，安静期間
- 車椅子，歩行器の使用方法・実践
- 脱臼肢位，外転枕の使用方法・実践
- 体位変換の方法・実践

〈自己血輸血の準備〉
- 術後に多くの出血が予測されるため，自己血輸血の準備は有効である．
- 採血のタイミング：手術前外来通院時
- 採血時：採取器具の無菌操作，適切な保管など，細菌の汚染や不純物の混入に注意する
- 入院後：ヘモグロビン値，食事の摂取状況，歩行時のふらつきや転倒の有無などを確認し，貧血に注意する

〈感染対策〉
- 感染が疑われる症状の有無を観察する．
- 発熱，風邪症状
- 皮膚症状：腫脹，湿疹・発疹，足白癬（水虫）など（患部だけでなく全身を観察）
- CRPやWBCの値の上昇
- シャワー浴を行う．
- 皮膚を傷つけて感染を起こさないように，患部，それ以外の部位も泡でやさしく洗うようにする

〈禁忌肢位〉
- 禁忌肢位について，術前から説明しておく．

術後ケア

- 手術後は，循環動態が変化しやすいため，全身状態の観察を行う．脱臼，感染，深部静脈血栓症・肺塞栓症，腓骨神経麻痺，など
- 疼痛を緩和する．
- 転倒の予防に努める．

〈疼痛管理〉
- 疼痛（創部痛）は術後から術後数週間，継続する．
- 疼痛の評価を行い，その強度に応じた鎮痛を行う．
- 創部痛の他に同一体位・良肢位による圧迫痛や筋肉痛，があり，それらの疼痛や固定材料（弾性包帯やギプス）による循環不全などにも注意する．

表2 ◆ 脱臼予防の後方アプローチと前方アプローチ

	後方アプローチ	前方アプローチ
切開	臀部	腸骨の下
脱臼方向	後方（臀部側）	前方
禁忌肢位	股関節の屈曲（股関節を90°以上曲げる）＋内転＋内旋	股関節の伸展＋外旋＋過伸展

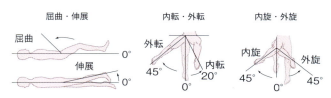

図3 ◆ 後方・前方アプローチの禁忌肢位

〈脱臼予防〉
- 後方アプローチと前方アプローチによって,禁忌肢位が異なる(**表2**).
- 離床,日常動作など,どのような動作が禁忌肢位になりやすいかを把握する.
- 患者指導も重要である.
- **後方アプローチを行った場合**
- 股関節後方の筋腱組織を切離するため,骨頭が後方に脱臼しやすい.
- 禁忌肢位は,股関節の内旋,内転,過屈曲位である(**図3**).
- 術直後より,外転枕を使用し,股関節の内旋,内転を防ぐ(p.223「術後のポジショニング」参照).
- 体位変換は看護師2人で,両下肢に外転枕を挟みながら実施する.
- 車椅子の移乗動作は,脱臼肢位となりやすいため,適切な介助とともに肢位の観察,患者指導を行う.
- **前方アプローチを行った場合**
- 腸骨の下から切開を入れ筋肉と筋肉の間から操作するため軟部組織の損傷が少なく,脱臼する時は前方に脱臼する.
- 禁忌肢位は,股関節の外旋,外転,過伸展である(**図3**).

〈感染予防〉
- 関節は生理的に無菌であり,人工関節によりわずかな細菌が侵入しても感染を起こしやすいことを認識する.
- 感染を起こした場合,人工関節の抜去,再置換となることもある.
- **ドレーンの管理**
- 一般的にドレーンは手術翌日もしくは2日目に抜去する

- 血腫の形成を防ぐ.
- ・術直後より排液量,性状の観察
- **感染の早期発見**
- 創部の観察を行う.
- ・発赤,熱感,腫脹,ガーゼ汚染の有無などの感染徴候
- バイタルサインの変化や血液データを確認する.
- **皮膚の保護**
- テープ類による皮膚のかぶれ,水疱形成,表皮剝離などを防ぐ.
- ・患者の皮膚状態に合ったテープ類を使用する
- 水疱・表皮剝離などが生じた場合は皮膚保護剤を使用する.
- ・水疱は破れないように保護する
- **尿道カテーテルの抜去**
- 安定した車椅子への移動動作が可能になった時点で,尿道カテーテルを抜去する.
- **保清**
- 創周囲や全身のを清潔を保つ..
- ・医師の許可が出たら,定期的にシャワーを行う(目安:術後5〜7日)

〈深部静脈血栓症・肺塞栓症の予防〉
(p.229「DVT予防」参照)
- **初回離床**
- 早期離床が重要であるが,血栓が生じやすいため,介助のもと実施する.
- **予防**
- リスクレベルを評価し,そのリスクに応じた予防法をとる.
- ・予防法:弾性ストッキングの着用,フットポンプの使用,抗凝固療法の実施,またはこれらの併用
- 足関節の底背屈運動の指導を行う.
- 継続的な観察を行い,DVTの前兆的な症状を見

- 下肢の腫脹, 疼痛, 色調変化, 下腿の把握痛, 胸痛, 呼吸苦, SpO₂低下の有無. など

〈腓骨神経麻痺の予防〉
- 下肢の外旋, 外転枕のベルトにより腓骨頭部を圧迫して神経を損傷させないように肢位を調整する.
- 腓骨神経麻痺の自覚症状に注意する.
- 母趾, 足関節の背屈困難, 知覚低下, しびれ
- 術後疼痛と間違え発見が遅れないように, 肢位の乱れと腓骨頭部の圧迫に注意する

〈日常生活動作の注意〉
- 外転位を保持できるように, 患肢を支持しながら移動介助・指導を行う.
- 脱臼位をとりやすい移動動作：
  臥位⇔端坐位, 端坐位⇔車椅子, 車椅子⇔便座
- 坐位からの移動時は, 前屈して過度の股関節屈曲位をとらないようにする.
- 退院後の生活指導では, 日常生活動作についての具体的な説明や生活環境のアドバイスを行う.
- 股関節に負担がかからないような日常生活動作を指導する
- ベッド, 洋式トイレ, シャワーチェア, 手すりなど, 脱臼位回避に必要な環境および物品は, あらかじめ用意できるようキーパーソンへの介入を行う

◆引用・参考文献
1) 鈴木香梨ほか:関節の手術および術前・術後ケア.整形外科ビジュアルナーシング(近藤泰児監), p.130-132, 学研メディカル秀潤社, 2015.
2) 医療情報科学研究所編:病気がみえる運動器・整形外科, p.90, メディックメディア, 2017.
3) KYOCERA Corporation: 全人工股関節置換術(Total Hip Arthroplasty:THA). 関節が痛い kansetsu-itai.com
http://www.kansetsu-itai.com/about/hip/artificial/kind/kin002.php 2017年8月18日検索
4) 国津秀治:人工股関節置換術・人工骨頭置換術の脱臼姿勢まとめ. 股関節の痛みの原因を治療する
http://kokansetsu-itami.com/adlqol/2368/
より2017年8月23日検索
5) 人工骨頭置換術やTHAの脱臼予防とリハビリ!脱臼のメカニズムと禁忌肢位
https://tento-yobou.net/2016/11/20/
より2017年8月23日検索

Memo

手術と術前・術後ケア
関節の手術－②膝関節（全人工膝関節置換術・人工膝単顆置換術）

目的

* 損傷や変形を生じた膝関節の一部，または全体を置き換える手術を行うことで，疼痛や可動域制限の改善を期待できる．

手術の概要

- p.185「関節の手術①股関節」を参照のこと．

治療

人工膝関節全置換術

- 全人工膝関節置換術（TKA）では，，変形性膝関節症や関節リウマチなどにより変形した関節を，人工膝関節で入れ替える（**図1**）．術後は痛みがなくなり，歩行能力が改善される．

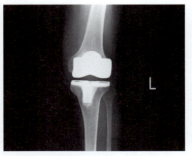
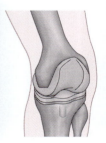

図1 ◆人工膝関節全置換術（TKA）

単顆人工膝関節置換術

- 単顆人工膝関節置換術（UKA）では，膝関節のすべてを人工物に置き換える全人工膝関節置換術（TKA）と違い，悪くなっている部分（おもに内側）だけを人工物に置き換える（**図2**）．したがって，膝関節のその他の部分および前十字靱帯と後十字靱帯を温存できるため，膝関節のより生理的な動きが期待できる．

ケアのポイント

術前ケア
- p.185「関節の手術①股関節」を参照のこと．

術後ケア
〈関節可動域訓練〉
- 医師の指示のもとで，ドレーン抜去後よりCPM（持続的他動運動器械）を用いた関節可動域訓練を開始する．
- 初回運動時では，疼痛を伴うことがあるため，痛みが増強しない無理のない範囲から始める．
・患者の表情や訴えを観察して痛みを把握することが重要（p.321「持続的他動運動（CPM）」参照）

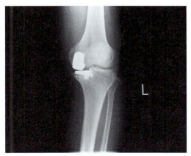

図2 ◆人工膝単顆置換術（UKA）

〈日常生活の注意点〉
- 膝関節の負担が軽減されるように,日常生活動作を指導し,適切な生活様式を確立できるように支援する.
- ・特に正座やあぐら,和式トイレは膝関節への負担が大きい
- 支援例:和式の生活から椅子やテーブル,ベッド,洋式トイレ,浴室でのシャワーチェアーの使用などの提案
- 標準体重を維持する.
- ・体重が増えると膝関節への負担が増え,人工関節の耐久性を低下させるため,体重維持の重要性を説明する

◆**引用・参考文献**
1) 鈴木香梨:関節の手術および術前・術後ケア.整形外科ビジュアルナーシング(近藤泰児監),p.132-133,学研メディカル秀潤社,2015.

Memo

手術と術前・術後ケア
関節の手術－③肘関節（人工肘関節全置換術）

目的

* 損傷や変形を生じた肘関節の一部，または全体を置き換える手術を行うことで，疼痛や可動域制限の改善を期待できる．

手術の概要

- p.185「関節の手術①股関節」を参照のこと．

治療

人工肘関節全置換術

- 人工肘関節全置換術（TEA）は，関節リウマチによって不安定性の強い場合に適応となる．関節を再建することによって，除痛と安定性の獲得がはかられる（**図1**）．

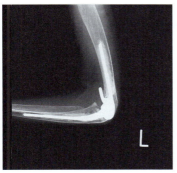

図1 ◆人工肘関節全置換術（TEA）

ケアのポイント

術後ケア

〈患肢の安静・固定〉
- 上腕三頭筋の修復に必要な約3週間は,ギプスシーネ固定とともに,三角巾を使用して固定する.

〈脱臼,上腕三頭筋断裂予防〉
- 術後早期は,肘関節周囲の筋肉や靭帯が脆弱なため,負荷がかからないようにし,リハビリは理学療法士の管理下で実施する.

〈感染予防〉
- 肘後面は皮膚が薄いため,十分に注意する.
  - 特にリウマチ疾患患者では,免疫抑制薬やステロイド薬の長期使用による易感染状態にあるため注意する

〈尺骨神経麻痺予防〉
- ギプスシーネが神経走行部位にないことを確認し,不良肢位時はただちに修正する.
- 尺骨神経麻痺の症状:伸転位での母指と示指の寄せ,環指と小指の伸展不能,小指の開閉障害,鷲手(環指と小指の知覚鈍麻)など

Memo

〈日常生活動作〉
- 上肢を使う日常生活動作は多岐にわたるため，十分な援助が必要となる．
- 特に患肢が利き手の場合には，食事や清潔ケアが困難となる
- 食事摂取では，自力摂取を目指し，作業療法士と相談しながら自助具の使用を検討する
- 整容や洗髪，入浴，更衣などあらゆる場面で，動作の工夫や自助具の活用を考慮する

◆参考文献
1) 鈴木香梨ほか：関節の手術および術前・術後ケア．整形外科ビジュアルナーシング（近藤泰児監），p.133-134，学研メディカル秀潤社，2015．

Memo

手術と術前・術後ケア
骨の手術−①内固定法

目的

* 手術により骨のずれを直接整復し，体内に金属製の固定材を入れて接合する．
* 術後の疼痛や神経麻痺，褥瘡の徴候の観察などのケアを行う．

疾患の概要

- 骨折は骨の解剖学的な連続性が破綻した状態であり，すべての骨で起こる．
- 骨折には，強い外力が加わることによって生じる外傷性骨折，骨の局所的な病変によって生じる病的骨折，繰り返し負荷が加わることによって生じる疲労骨折，骨粗鬆症などで骨量が低下したことによって生じる脆弱性骨折がある．
- 骨折の手術は，大別して「内固定法」と「創外固定法」の2つに分けられる．

症状

- 以下の症状が現れる．
  ・疼痛，腫脹，機能障害
  ・著明な圧痛，介達痛，変形，異常可動性，軋轢音
  ・開放骨折などでは出血

Memo

治療

- X線検査を行う．
- 関節内骨折や骨盤骨折などX線だけでは診断できない場合はCT検査を行う．
- MRI，血管造影検査を行う場合もある．
- 内固定法は骨折部を手術的に固定する方法であり，金属のピン，ワイヤー，スクリュー，プレート，ロッド（棒）などの固定材を用いて骨を固定し接合する．固定する材料は体外には出ない．
- 関節や上腕骨，大腿骨など大きな骨の骨幹部の閉鎖骨折が適応となる．
- 主な内固定法を**表1**に示す．

自施設での治療の注意点

表1 ◆ 内固定法

ピンニング（鋼線固定法）	プレート固定	髄内釘法
・Kワイヤー（キルシュナー鋼線）という先のとがった針金を挿入し，折れた骨同士を固定する． ・膝蓋骨や肘頭の骨折に用いられる．	・骨折した部分を金属製のプレートとスクリュー（ねじ）を使って固定する． ・長管骨骨折の固定に用いられる．	・骨の中心部にある髄腔に，髄内釘（ネイル）というインプラントを入れて固定する． ・大きな骨の骨幹部の骨折に用いられる．

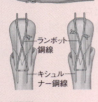
ランボット鋼線
キシュルナー鋼線

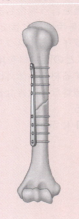
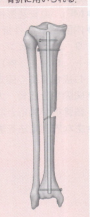

表2 ◆ Gurlt（グルト）による平均癒合日数

骨折部位	癒合日数	骨折部位	癒合日数	骨折部位	癒合日数
大腿骨頸部	12週	脛骨	7週	鎖骨	4週
大腿骨	8週	上腕骨体部	6週	肋骨	3週
両下腿骨	8週	前腕骨	5週	中手骨	2週

Memo

表3 ◆ 術後の観察のポイント

項目	観察ポイント	対応法
疼痛	程度, 性状, 原因, 部位	**創痛対策**: 鎮痛薬使用（痛みのフェイススケールの使用と平行して患者の閾値に合わせて使用） **腫脹・熱感対策**: クーリング（アイシングシステム）, 挙上, 肢位調整, 体位変換
神経麻痺徴候の有無	**知覚**：足背（第1, 2趾間）の知覚鈍麻 **動き**：足趾（第1趾）, 足関節背屈不可能 **しびれ**：足背（第1, 2趾間）のしびれ出現 **肢位**：外旋位	・肢位調整 ・外旋位を避け, 回旋中間位を保持 ・頻回な観察
循環障害徴候の有無	・疼痛・腫脹の増強, 知覚の有無 ・動脈の減弱, 消失 ・末梢チアノーゼの有無, 色調 ・圧迫テストの延長・消失	・クーリング ・挙上
創の状態	・滲出液量, 性状（またはドレーン量） ・創周囲の発赤, 腫脹, 熱感, 炎症反応上昇	・早期発見（検査データ, 熱型, 創部の観察） ・清潔の保持
肢位・体位	外旋位・同一体位を避ける	・回旋中間位の保持 ・麻酔効果時期は外旋位になりやすいため, ポジショニングピローや除圧スポンジを使用
褥瘡発生	褥瘡好発部位の発赤, 表皮剥離の有無	2～3時間ごとの体位変換, 清潔保持

- 骨折部が骨癒合するまでの標準的な最短の日数を**表2**に示す.

ケアのポイント

術後ケア
- 術後の観察のポイントを**表3**に示す.
- 手術後の患者は全身状態が変化しやすいため, 合併症の徴候がみられないか注意深く観察する（**表4**）.

表4 ◆術後合併症の徴候

項目	観察ポイント	対応法
創感染	発赤,腫脹,排膿,圧痛	・ガーゼ交換は頻回には行わない ・滲出液の観察
呼吸器感染症:肺炎,上気道感染,無気肺	呼吸困難感 気道分泌物増加 酸素化不良	・術前の禁煙,術前の呼吸訓練 ・吸入,吸引,排痰ケア ・早期離床,口腔内の清潔保持
深部静脈血栓症(DVT):下肢	腫脹,発赤 ホーマンズ徴候(図1) 局所の急性疼痛 表在静脈の拡張 足背動脈の減弱・消失	・早期離床,足関節の自動運動 ・弾性ストッキング着用,間欠的空気圧迫法 ・抗血栓薬使用 ・患肢挙上による静脈血流促進 ・水分摂取
深部静脈血栓症(DVT):肺	胸部苦悶感,胸痛,呼吸困難感,血圧低下,脈拍異常	・早期離床から歩行開始まではバイタルサインのチェックと経皮的酸素飽和度(SpO_2)のチェック

- 下腿骨折の場合は,とくにコンパートメント症候群に注意する.コンパートメント症候群の徴候6P(冷感,蒼白,疼痛,脈拍消失,知覚異常,運動麻痺)に注意を払う(p.407「コンパートメント症候群」参照).
- コンパートメント症候群の予防には,下腿三頭筋のストレッチが有効である.
- 前腕・上腕骨骨折の場合は,フォルクマン拘縮に注意する(図2).
- フォルクマン拘縮には,以下の6つの症状がみられる.
  ・疼痛(強い疼痛)
  ・腫脹(肘や前腕が著しい)
  ・皮膚や粘膜の蒼白
  ・脈拍欠如(頭骨動脈触知不能)
  ・運動麻痺
  ・知覚異常(血管閉塞)
- 日常生活動作(ADL)の援助を行う.

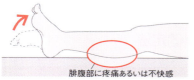
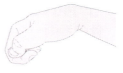

図1 ◆ ホーマンズ徴候

患者を仰臥位にして下肢を伸ばしたまま,足底を押してみる.腓腹部(ふくらはぎ)に疼痛あるいは不快感があれば陽性.

図2 ◆ フォルクマン拘縮

ギブス,骨片などによる前腕の血行不全や正中・尺骨神経麻痺によって起こる手の拘縮.

- 患者の年齢,受傷前のセルフケアレベル,手術方法などからアセスメントし,患者に合わせたADLの援助をしていく

◆引用・参考文献
1) 武田恵子:四肢の術後の観察ポイントと対応法.ビジュアル整形外科看護(佐々木由美子ほか),p.48-50,照林社,2012.
2) 大和田佳未ほか:骨の手術の種類(内固定法,創外固定法).整形外科ビジュアルナーシング(近藤泰児監),p.137,学研メディカル秀潤社,2015.
3) 梅山剛成:骨の手術.整形外科ビジュアルブック第2版(落合慈之監),p.123-124,学研メディカル秀潤社,2018.
4) 角田俊治:骨折・脱臼 総論.整形外科ビジュアルブック第2版(落合慈之監),p.234-240,学研メディカル秀潤社,2018.
5) 松林嘉孝:深部静脈血栓症.整形外科ビジュアルブック第2版(落合慈之監),p.226,学研メディカル秀潤社,2018.
6) 角田俊治:血管損傷,区画(コンパートメント)症候群.整形外科ビジュアルブック第2版(落合慈之監),p.246,学研メディカル秀潤社,2018.

Memo

手術と術前・術後ケア
骨の手術－②創外固定法

目的

* 疼痛管理や感染徴候の観察などのケアに加えて，創外固定器によるボディーイメージの変容を受容できているか傾聴するなど心理的なサポートも行う．

疾患の概要
- p.200「骨の手術−①内固定法」参照．

治療
- p.200「骨の手術−①内固定法」参照．
- 創外固定は内固定材を置かずに，骨折した骨または隣接する骨にワイヤーやピンを刺入して，体外で固定器によって連結・固定する方法である．
- 骨折では，開放骨折や粉砕骨折，関節近傍骨折，小児骨折が適応となる．
- 仮骨延長法を用いた治療や軟部組織（筋肉，腱など）の矯正も行われる．

創外固定器を用いた固定法
- 骨折周辺部位ピンやワイヤーを連結し固定する方法である（図1）．
- 開放骨折の損傷部位からの感染のリスクが高い場合や，粉砕骨折の骨折部位での内固定法が困難な場合に適応になる．

創外固定器を用いた仮骨延長法
- 骨軟部組織による仮骨を創外固定器を用いて骨延長する．イリザロフ法が代表的である（図2）．

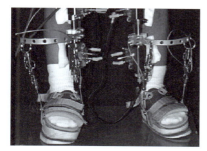

図1 ◆ 単支柱型固定器の装着図

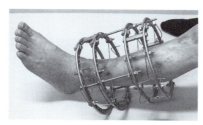

図2 ◆ 仮骨延長法（イリザロフ法）

- 外傷，髄膜炎，骨腫瘍切除などにより，高度の骨欠損が生じた場合や低身長をきたす疾患などが適応になる．

軟部組織（筋肉，腱など）の矯正

- 関節拘縮（尖足など）の矯正が適応となる．

> 自施設での治療の注意点

ケアのポイント

術後ケア

〈疼痛管理〉
- ネジの緩みにより牽引効果が得られず,骨ずれにより疼痛が増強する場合がある.
- フェイススケール(p.64 図1参照)を用いて疼痛を評価し,痛みの程度にあわせて鎮痛を行う.

〈感染防止対策〉
- ピン刺入部の皮膚の発赤やピン周囲の圧痛,発熱,採血データの変化,滲出液の増加など感染徴候の有無を観察する.
- 感染防止のため,患肢,ピン刺入部の皮膚の保清を行う.
- **ピン刺入部のケア**

> **必要物品**
>
>

1. ピン刺入部のガーゼは,医師が取り除く.
2. 皮膚状態やピン刺入部の状態を観察する.
3. 生理食塩水を含ませた綿球で,ピン刺入部を洗浄する(**図3**).
4. 滲出液がある場合は,鑷子2本でガーゼの両端を持ってガーゼをさばき,ピン刺入部にガーゼを巻く(**図4**).
5. ガーゼによるピン刺入部のムレを防ぐため,滲出液がない場合はガーゼは巻かない.
6. 吸水シーツなどによる保護が不要となった際は,創外固定器を弾性包帯や布製カバーなどで覆い,創外固定器による身体の損傷と防ぐ(**図5**).

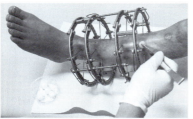

図3 ◆ 生食綿球で洗浄する

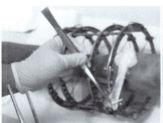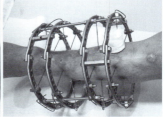

図4 ◆ 滲出液がある場合は，ガーゼを巻く

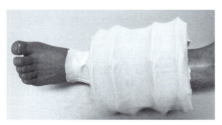

図5 ◆ 弾性包帯あるいは布製のカバーなどを使用して創外固定による身体の損傷を防ぐ

Memo

> **必要物品**
> ....
> ....
> ....
> ....

1. 付着物を取り除きやすくするため，ピン刺入部や創外固定器にシャワーで湯をかけ，血塊や痂皮をふやかす．湯の温度に注意する．
2. 石けんを泡立て，ピン刺入部の落屑や滲出液を取り除く．
3. 滲出液が十分に排出されないと感染源となるため，ピン周囲の血塊・痂皮を清潔な綿棒などで可能な限り取り除く．
4. シャワー浴後は清潔なガーゼでピン刺入部の水分を拭き取る．滲出液を吸収させるため，すべてのピンにガーゼを巻きつける．
5. 清潔なタオルで創外固定器の水分を拭き取る．
   ・シャワーでの洗浄に抵抗感をもたないよう，術前からその必要性と重要性を伝えておく．
   ・全身のシャワー浴の延長で創外固定器にもシャワーをかけるなど，創外固定器を身体の一部として扱えるよう指導する．

〈関節拘縮の予防〉
● 拘縮によって，下腿の延長では足関節が底屈位に変形する尖足変形が生じやすい．
● 積極的に自動運動と他動運動を促し，拘縮を予防する．

〈神経損傷〉
● 変形矯正の過程において，神経が引っ張られることによって損傷を受ける場合がある．

- 下腿では，足趾・足関節の背屈自動運動，足背・足底の知覚障害の有無を観察することで，腓骨・脛骨神経麻痺をチェックする．

〈早期離床のサポート〉
- 荷重制限や患者の移乗動作の状況に合わせて離床方法を選択する．
- 疼痛の強さや創外固定器の重さに不慣れであることによって，身体バランスを崩す可能性があるため，離床時には転倒に注意する．

〈心理的サポート〉
- 創外固定によるボディイメージの変容を患者が受容できているか，患者の思いを聴き，サポートする．
- 患者自身が身体にピンやワイヤーが刺入されている状態に慣れ，直視できるように，処置時などにタイミングを見計らって声をかける．

日常生活動作（ADL）における工夫や注意点
- 患側の衣服にスリットを入れるなど，着脱しやすいよう工夫する．
- 就寝時は，苦痛にならない程度に枕などで患肢を挙上する．
- 外出時は松葉杖などを使用して，転倒を防止する．

◆引用・参考文献
1) 若林剛：創外固定．整形外科ビジュアルナーシング（近藤泰児監），p.138-141，学研メディカル秀潤社，2015．

Memo

手術と術前・術後ケア
四肢切断術

目的

* 四肢を失った患者の精神的なケアが重要である.
* 不安に関する訴えを傾聴し,合併症の早期発見,治療に努める.

手術の概要

- 四肢切断術は,治療のために四肢をある部分で切断し,末梢を切り離す手術をさす. Amputation (切断)に由来し,「アンプタ」といわれる.
- 切断のレベルは,膝上(AK),膝下(BK),肘上(AE),肘下(BE)に分けられる.

適応

- 以下の患者で適応となる.
  - 外傷などにより広域に切断され,再建が困難な患者
  - 凍傷で,壊疽が進行して修復が困難な患者
  - 閉塞性動脈硬化症や糖尿病壊疽など血管障害に伴う壊死の患者
  - 壊死性蜂窩織炎,壊死性筋膜炎,ガス壊疽など重度の感染症などの患者
  - 骨肉腫・軟部肉腫などの悪性腫瘍で温存術での効果がみられない患者

合併症

- 四肢切断術後の合併症は,「身体的合併症」と「精神的合併症」がある.
- 血流障害や糖尿病などの疾患がある患者が適応と

なる場合，術後創傷の治癒遅延を起こすリスクが高い．また，四肢を失うことによるボディイメージの変化に適応できない患者も多い．
- 以下の合併症発症のリスクがある．
 ・創治癒遅延，創離開，創感染
 ・断端部痛，幻肢痛
 ・血液循環不良，再灌流症候群
 ・関節拘縮
 ・肺血栓塞栓症

観察のポイント

- 術後は，創傷の治癒遅延や創感染などのリスクが高くなる．
- 肺血栓塞栓症のリスクも高いため，全身状態や定期的な血液データの観察が重要となる．
- 以下の点に注意して観察する．
 ・創傷の観察（出血，発赤，腫脹，熱感，水疱，浮腫，創離開の有無．創縁の白色化は虚血の徴候である）
 ・疼痛・幻肢痛の有無・程度
 ・末梢循環障害・神経障害の有無
 ・肺血栓塞栓症の徴候〈呼吸困難感，胸部痛，不安感，発汗，動悸などの有無，酸素飽和度低下，血液データ（血糖値，Dダイマー）〉
 ・患肢の可動状況

Memo

術後ケアのポイント

患肢の安静
- 術直後は皮膚縫合部の治癒遅延の予防のため，患肢の荷重制限・安静が必要である．
- 患肢の安静中は切断面の腫脹を防止するため，枕などを用いて挙上する．

疼痛管理
- 術直後は，断端痛や幻肢の訴えが多い．疼痛の評価を行い，痛みを我慢させないような鎮痛を行う．
- その他の訴えに幻肢痛がある．幻肢痛には末梢・中枢・交感神経系が関与し，精神心理的問題が加わって生じると考えられる．

幻肢とは
切断によって失った四肢が残存しているかのように感じられる現象である．正常な成人の場合，ほぼ全例に出現し，次第に薄れていく．一方，幻肢痛は失われた四肢の一部に痛みを感じるものであり，異常な状態である．

心理面の支援
- 四肢を失った患者の精神的な支援が重要となる．
- 疾患によっては術前に準備期間があり，四肢切断の必要性を理解したうえで臨める場合がある．しかし，突然四肢を失うことも少なくない．
- 不安に関する訴えを傾聴し，積極的なコミュニケーションを図り，心理的な支援を行う．

Memo

合併症予防

- 上述の合併症,観察のポイントをもとに,早期発見・早期治療が行えるよう注意深い観察を行う.
- 断端浮腫,血腫を予防するために,弾性包帯で固定する(ソフトドレッシング)(**図1**).
- 糖尿病や動脈硬化症による循環不全での切断では,創治癒遷延のリスクが高いため,創部の状態を観察できるよう,1日1回,包帯の巻き直しが必要である.巻き直しは,さらに数回行うと効果的である.

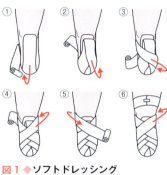

遠位端より巻きはじめ,近位部へ向かうにつれ緩く,滑らかに巻く

図1 ◆ ソフトドレッシング

文献3)より引用

Memo

機能回復訓練

- 社会復帰に向けてどのような技術の習得が必要か,また指導が必要かを患者とのコミュニケーションから評価する.
- 作業療法士,理学療法士などリハビリテーション担当者と連携を図り進める.
- 接触性皮膚炎,摩擦性皮膚炎など義肢装着に伴う合併症も多く,患者の訴えの傾聴,リハビリテーション担当者との連携を図り,早期発見・早期治療に努める.

社会的支援

- 住環境や家族の支援体制について確認し,早い時期に退院支援や医療ソーシャルワーカー(MSW)による介入が必要かどうかを検討する.
- 適切な時期に,身体障害手帳の申請手続きなどの社会資源活用について説明する.

◆引用・参考文献
1) 若林剛ほか:四肢切断術.整形外科ビジュアルナーシング(近藤泰児監), p.142-143, 学研メディカル秀潤社, 2015.
2) 武田恵子:四肢の術後の観察ポイントと対応法.ビジュアル整形外科看護(佐々木由美子ほか編著), p.48-50, 照林社, 2012.
3) 橘香織:切断.リハビリテーションビジュアルブック(落合慈之監), p.208, 学研メディカル秀潤社, 2011.

Memo

手術と術前・術後ケア
脊椎・脊髄の手術

目的

* 脊椎の術後は疼痛をしびれとして訴える患者が多いため，痛みを評価し，適切な疼痛管理を行う．
* 術後の安静期間が長いため，褥瘡予防，離床の援助を行う．

疾患の概要

- 脊髄は中枢神経系の一部で，身体と脳の伝導回路である．脊椎は，7つの頸椎，12の胸椎，5つの腰椎，仙骨，尾骨から成り，身体の曲げ伸ばしの際にしなやかに動く役割を果たしている(**図1**)．
- 脊椎・脊髄損傷は，交通事故やスポーツ外傷，高所からの転落など大きな外力が加わることによって起こる．
- 高齢者など骨強度が低下している場合は，転倒など軽微な外力によっても起こることがある．
- 損傷部位により運動麻痺や感覚障害を起こす部位が異なる(**図2**)．

Memo

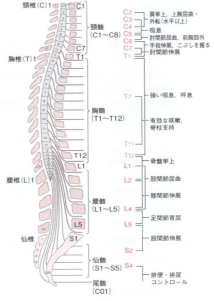

図1 ◆ 脊椎・脊髄の機能
文献1）より引用

症状

- 脊髄・脊椎損傷の症状と合併症を**表1**に示す．

治療

- 脊髄造影（ミエログラフィー），椎間板造影，神経根造影，X線検査，MRI検査，CT検査，神経刺激症状と麻痺，排泄障害の評価などにより診断する．
- 脊椎の手術の基本は，脊髄や神経を圧迫している部分の脊椎を切除，開放をする「除圧術」と不安定になった脊椎を自家骨や人工骨などで補強する

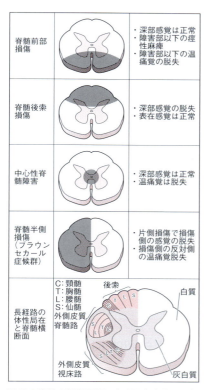

図2 ◆ 脊髄の損傷部位による不全麻痺の分類
文献1）より引用

表1 ◆ 脊髄の損傷に随伴する障害とその合併症

循環器障害	徐脈，血圧低下，全身浮腫，肺水腫，循環血液量の減少，静脈還流障害など
消化器障害	麻痺性イレウス，消化性潰瘍，膵炎，排便障害（宿便），急性胃拡張
呼吸障害	気道分泌物の増加＋喀痰の貯留による換気不全，胸郭の奇異運動＋横隔膜筋疲労による呼吸不全，無気肺，肺炎など
排尿障害	急性期の尿閉，尿路感染症，尿道憩室／瘻孔，尿管結石，回復期の膀胱尿管逆流，水腎症，自律神経過緊張反射など

文献1）より引用

「固定術」である.
- 除圧術には,椎弓切除術,開窓拡大術,椎弓形成術などがある.
- 固定術には,後方侵入腰椎椎体間固定術(PLIF),腰椎後側方固定術(PLF),前方固定術などがある.
- 除圧術,固定術ともに前方からと後方からのアプローチがある.
・前方アプローチ:食道損傷,気胸,腹部血管損傷などのリスクがある
・後方アプローチ:脊髄に達する距離が近い,術後床上安静期間が短い,手術器材の進歩により,安全性の高い手術ができる
- 上記の利点から,除圧術,固定術のいずれの場合も後方からのアプローチが一般的になってきている.
- 椎間板ヘルニアには,「Love法」といわれるヘルニア摘出術のほか,ヘルニア塊の中央部分をくり抜いて縮小させる「経皮的髄核摘出術」がある.

術後の観察のポイント

- 創傷の観察:創部からの出血・ドレーン排液量と性状
- 神経麻痺の有無
・術後24時間は術中操作による神経障害もしくは,血腫による圧迫のリスクがある
・重篤な麻痺がある場合には血腫除去術が行われる
・術前の神経症状を把握し,評価することが重要
- 手術部位の感染徴候:疼痛,腫脹,発赤,熱感・発熱の遷延,滲出液の量
- 肺血栓塞栓症の徴候
・呼吸困難感
・酸素飽和度低下
・胸部痛などの有無
・血液データ(Dダイマー)

- 疼痛の有無
- 安静保持状況：脊椎をひねる，圧迫する姿勢がないか注意する．
- 装具による皮膚トラブルの有無

術後ケアのポイント

脊椎の安静

- 術後は麻酔の影響や疼痛・しびれ，高齢などの要因で急性混乱を招きやすい．
- 脊椎の安静を保持するためには，適切な疼痛管理と睡眠への援助が必要である．
- 術後は脊椎の生理的彎曲に基づいた肢位に配慮するとともに，ドレーンなどの抜去防止のため，寝返りは看護師とともに行うことの必要性について患者の理解を得る．

疼痛管理

- 痛みのフェイススケール（p.64 図1参照）を用いて疼痛の評価を行い，術後の痛みを我慢させない．
- 脊椎の術後は疼痛をしびれとして訴える患者が多いため，疼痛薬使用後の疼痛の程度，しびれの程度について評価を行う．

褥瘡予防

- 術後の安静期間が長いため，適時体位交換を行い，褥瘡予防に努める．
- 脊椎の術後は頸椎カラーや腰椎コルセットなどを装着するため，医療機器関連の皮膚トラブルに注意が必要である．
- 頸椎カラーや腰椎コルセットの終日着用は皮膚湿潤や装具との摩擦によって，皮膚トラブルが長期化する場合がある．
- 装具着用時間や期間について医師へ確認し，患者

指導するとともに皮膚の清潔と観察を密に行うことが重要である．

離床の援助
- 高齢者では床上安静により肺炎，廃用性症候群などを引き起こすおそれがある．症状が安定している場合には早期離床を目指す．
- 離床時には起立性低血圧や筋力の低下によりふらつきを生じることがあるため，転倒に注意する．
- 患者の状態に合わせて，車椅子，歩行器，杖など介助用具を選択する．

生活指導
- 転倒防止への注意喚起を行う．
- 脊椎の手術部位による禁忌肢位についての説明
- 排泄行動や入浴・更衣動作などあらゆる日常生活動作のなかで指導し，在宅での生活イメージをつけていくことが必要である．

◆引用・参考文献
1) 落合慈之監：整形外科ビジュアルブック第2版，p.260，学研メディカル秀潤社，2018．
2) 後藤和海：頸部・脊柱の変形．整形外科ビジュアルナーシング（近藤泰児監），p.14-15，学研メディカル秀潤社，2015．
3) 大和田佳未ほか：靱帯の手術および術前・術後ケア．整形外科ビジュアルナーシング（近藤泰児監），p.145-146，学研メディカル秀潤社，2015．
4) 清水健太郎：脊椎の手術．整形外科ガール−ケアにいかす解剖・疾患・手術，p.118-138，南江堂，2014．

Memo

術後のポジショニング
体位変換と除圧

目的

* 脱臼や捻転，筋緊張などを防ぐ．
* 神経麻痺や褥瘡などといった安静による障害を予防する．

ケアの実際

人工関節置換術（THA）・人工骨頭置換術（BHP）の場合

- 術後は腓骨神経麻痺の予防，脱臼予防，褥瘡予防に注意し，股関節周囲筋の緊張を軽減してリラックスできるような体位の工夫を行う．

〈脱臼の原因〉

- 術後の脱臼の原因には，人工関節の構造や手術による影響（関節の関節包，靱帯，筋肉などへの侵襲）やADL（日常生活動作）での禁忌姿勢などの影響が挙げられる（図1）．

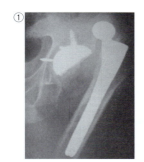
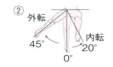
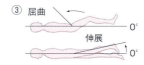

図1 ◆ 脱臼と内外転，屈曲・伸展
①脱臼，②内外転，③屈曲・伸展

- 後方アプローチと前方アプローチでの禁忌肢位は以下の通りである．
- 後方アプローチ：股関節後方の筋腱組織を切開するため，骨頭が後方に脱臼しやすい（屈曲・内転・内施）
- 前方アプローチ：腸骨の下から切開を入れ筋肉と筋肉の間から操作するため，軟部組織の損傷が少なく脱臼する時は前方に脱臼する（伸展・内転・外旋）

〈脱臼予防〉
- 脱臼は術後8週間以内に生じやすく，1度起こると繰り返す可能性がある．徒手的に整復が困難な場合は再手術となる．
- 手術後の経過とともに脱臼しにくくなるが，数年経過しても脱臼する可能性がある．
- 患者がADLにおける禁忌肢位を理解し，予防法を習得できるようにする．
- 外転枕などを使用して，禁忌肢位に注意し，良肢位を保つようにする．

● 術前
- 良肢位の保持の説明，禁忌肢位の説明を行う．
- 車椅子操作・禁忌肢位に注意した車椅子移乗練習を実施する．
- THAの場合は，ベッド上での外転枕（図2）の装着，

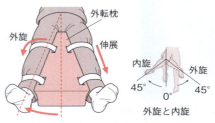

図2 ◆ 外転枕を装着した状態

外転枕を装着した側臥位の練習などを実施する．

●離床期
- 以下の禁忌肢位に注意して，離床を進める．
  - 後方アプローチ：屈曲・内転・内旋位
  - 前方アプローチ：伸展・内転・外旋位
- 移動動作は脱臼肢位となりやすいため，移動時は介助し，肢位の観察，患者指導を行いながら実施する（**図3**）．
  - 荷重制限の指示に従って移動動作を行う
  - 安静度や荷重制限にあわせて，筋力増強訓練や歩行練習を行う

●退院指導
- 自施設のパンフレットを用いて，禁忌肢位の理解，脱臼予防に注意したADLについて指導する．
  - 靴を履く動作・靴下の着脱：膝を外側へ倒して（ガニ股）履く，靴べらを使う
  - 座る動作：正座や横すわりはしない．正座から足がしびれて横座りになるときにリスクが高くなる
  - 物を拾う動作：股関節が過度に屈曲するため，体をかがめて拾わない
  - 洗濯物を干す，棚の上の物をとる動作：股関節を伸ばさない
  - 転倒：杖などの歩行補助具を使用して転倒を防ぐ
  - 自宅環境の整備：ベッド・椅子の準備，浴用椅子の準備，手すりの設置や段差の整備，洋式トイレへの変更など
- 定期的に外来を受診するよう説明する．

Memo

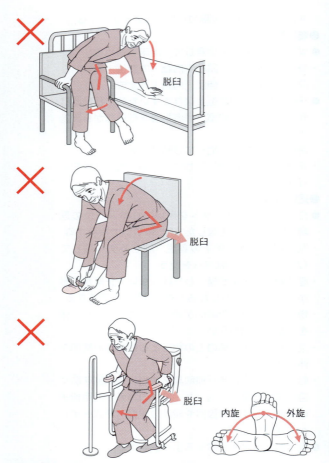

図3 ◆ 日常生活におけるさまざまな脱臼肢位

頸椎の手術の場合

- 術後のポジショニングは，頸椎の捻転を予防することが重要となる．
- 手術当日は，頸椎を動かさないように砂嚢などで頭部を固定して安静にする．
- 体位変換時，頸部〜体幹が捻転しないように注意する．頸部の安静が必要な場合は3人で体位変換を行う（**図4**）．

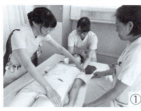

①
・1人は頭側に立つ
・両サイドに2人の看護師が立つ
・患者の両肩に手を差し込み，両前腕で患者の頭部を挟み固定する

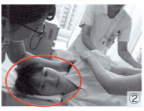

②
・頭側の看護師は頭部〜肩を両前腕でロックし，声かけをしながら，体幹と同時に横に向ける
・この時，丸太を転がすように，患者の身体を同時にまっすぐに動かす

③
・側臥位になった時に，頭が落ちないように，肩と頭部の差がないようバスタオルをたたんで頭の位置を固定する
・身体がねじれないように背部に枕を入れる
・頭部〜体幹はまっすぐにする

図4 ◆体位変換の実際

肩関節手術の場合

- 術後は，装具装着により患肢が床面から浮き，頸部肩甲帯の過緊張がみられる傾向にある．そのため，トータルコンタクトを考慮したポジショニングを行う必要がある．
- 術後，体位変換の基本動作が実施できることが多いが，創痛のため自身での体動が困難になる場合は，マルチグローブなどを用いて除圧を図る．
- 肩関節の安静と除痛のため，三角巾固定や安楽な体位（肘の下に枕を挿入し肩関節を伸展させないように軽度屈曲位にする）の工夫を行う．
- 健側の肩後面は空けておくことが望ましい．頸部が軽度屈曲位となり，顎下にこぶし1つ前後のスペースがあるとよい．

人工膝関節全置換術（TKA）の場合

- 術後は，膝関節は30〜60°程度屈曲位になりやすいため，クッションなどを下腿後面に入れるとよい．
- クッションと身体が接している面積が大きいほうが膝関節周囲の筋緊張が低下してリラックスしやすく，圧分散になるため褥瘡予防にもなる．

◆引用・参考文献
1) 森田由美子：術後のポジショニングと体位変換と除圧．ビジュアル整形外科看護（佐々木由美子編著），p24-30，照林社，2013．
2) 長野真：らくらくポジショニング＆体位変換＆移動・移乗大特集！，整形外科看護22（2）：8-33，2017．

DVT予防

目的

* 早期離床,運動療法は予防措置であるが,初回歩行時は肺血栓塞栓症(PTE)のリスクもあるため,必ず付き添う.

概要

- 深部静脈に血栓が生じ,静脈還流に障害を与える病態を深部静脈血栓症(DVT)という.その血栓が肺動脈でつまると,肺血栓塞栓症(PTE)を発症する.
- DVT予防には,各医療従事者が具体的なリスクマネジメントを行うことが重要である.

発生要因

- DVTには,「ウィルヒョウの3要因」とよばれる3つの要因がある.
① 静脈血のうっ滞:手術中,手術後の全身麻酔や長期臥床,下肢のギプスや包帯固定などにより静脈血流が停滞しやすい
② 静脈壁の損傷:外傷や手術による直接侵襲,炎症性サイトカインによる静脈内皮損傷が発生すると凝固系が活性化される
③ 血液凝固能亢進:外傷,手術,悪性疾患,脱水などにより,血液粘稠度の増加や血液凝固能の亢進が起こり,血栓が生じやすくなる

症状

DVT
- DVTの約3分の2は無症状といわれている．有症状の場合は，以下のような症状がみられる．
  - 下肢の腫脹や緊張感
  - 片側性の急激な浮腫の出現
  - 疼痛
  - 熱感
  - 発赤
  - チアノーゼ
  - 表在静脈の怒張
  - ホーマンズ徴候（p.205 図1参照）が陽性

PTE
- 術後や検査後，長時間下肢を動かさなかった後の初回歩行で，排便・排尿時，体位交換時，移送時に発症しやすい．初回歩行時は，必ず付き添うことが大切である．
- 以下のような症状がみられる．
  - 呼吸困難
  - 胸痛
  - 動悸
  - 発熱
  - 咳，血痰
  - 胸内苦悶
  - 背部痛
  - 頻脈
  - 頸動脈怒張
  - 意識レベル低下
  - 血圧低下

Memo

表1 ◆ 整形外科領域における DVT のリスク階層・予防法

リスクレベル	整形外科手術	推奨予防法
低リスク	上肢手術	早期離床および積極的な運動
中リスク	脊椎,骨盤・下肢手術(股関節全置換術,膝関節全置換術,股関節骨折手術を除く)	弾性ストッキングあるいは間欠的空気圧迫法
高リスク	股関節全置換術,膝関節全置換術,股関節骨折手術(大腿骨骨幹部を含む)	間欠的空気圧迫法あるいは薬物療法,弾性ストッキング
最高リスク	「高リスク」で静脈血栓症の既往・血栓症素因が存在する場合	薬物療法と間欠的空気圧迫法の併用あるいは薬物療法,弾性ストッキング

文献2)より一部改変

診断

- 症状,診察所見,臨床検査,画像検査により診断する.

検査

- 臨床検査:D ダイマー(基準値 1.0μg/mL 以下)
- 画像検査:下肢静脈エコー検査,造影 CT 検査,下肢静脈造影検査,静脈 MRI 検査

予防措置

- 早期離床,運動療法,下肢挙上,圧迫法,間欠的空気圧迫法,薬物療法がある.
- 「肺血栓塞栓症/深部静脈血栓症(静脈血栓塞栓症)予防ガイドライン」によるリスクレベルに応じた予防策が推奨されている(**表1**).

早期離床,積極的な運動

- 術後の初回歩行時は,必ず付き添う.
- 足関節運動,とくに背屈運動が有効である.

① 両ふくらはぎを測定し，サイズを決める

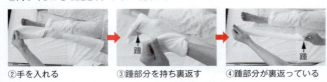

② 手を入れる　③ 踵部分を持ち裏返す　④ 踵部分が裏返っている

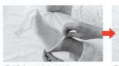

⑤ 踵まではかせる　⑥ 少しずつ均一に引き上げていく　⑦ 装着状態を確認する

図1 ◆ 弾性ストッキングの着用方法

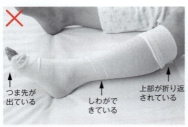

つま先が出ている　しわができている　上部が折り返されている

図2 ◆ 弾性ストッキング着用の悪い例

× しわができている
→ しわによる圧迫で血行障害を起こす
× 上部が丸まっている
→ 丸まっている部分が腓骨頭を圧迫すると，腓骨神経麻痺を起こすおそれがある
× 上部が折り返されている
→ 折り返されていると2倍以上の圧力がかかり，皮膚障害やむくみが生じるおそれがある
× モニターホールからつま先が出ている
→ 圧迫により血行障害を起こす

弾性ストッキングの着用

- 患者の下肢のサイズを計測し，説明書に従って適切なサイズを選ぶ．
- かかとやモニターホールの位置をあわせて着用する．
- モニターホールからは，つま先を出さない．

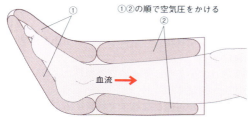

図3 ◆ 間欠的空気圧迫法　　　　文献1）より引用

〈着用方法〉
- 弾性ストッキングの着用方法と着用の悪い例を示す（**図1，2**）．

〈着用中のケア・観察〉
- 弾性ストッキングを着脱して着用状況・皮膚の状態を確認する．

〈観察のポイント〉
・折り返しやずり落ち，しわがないか
・モニターホールからつま先が出ていないか，浮腫はないか
・発赤や水疱形成，表皮剥離などの皮膚障害を起こしていないか
・高齢者，糖尿病，神経障害がある患者は，末梢血流障害が生じていても症状が出にくく痛みも自覚しにくいため，注意を要する

間欠的空気圧迫法
- 足底静脈叢を圧迫して血液を送り出し，下肢静脈血の還流を促進する（**図3**）．
- 十分な歩行が可能となるまで装着することが望ましい．
- 合併症には，腓骨神経麻痺がある．

〈ケアのポイント〉
・素足に直接カフを巻かない
・カフを正しく装着し，腓骨頭にかかる圧が適切かを確認する
・加圧されているか，チューブのねじれはないか作動状況を確認する
・十分な歩行が可能となるまで装着することが望ましい

◆引用・参考文献
1) 松林嘉孝：深部静脈血栓症．整形外科疾患ビジュアルブック（落合慈之監），第2版，p.227，学研メディカル秀潤社，2018．
2) 砂山稔喜：DVT予防．整形外科ビジュアルナーシング（近藤泰児監），p.159-162，学研メディカル秀潤社，2015．
3) 肺血栓症/深部静脈血栓症（静脈血栓塞栓症）予防ガイドライン作成委員会：整形外科手術における静脈血栓塞栓症の予防．肺血栓症/深部静脈血栓症（静脈血栓塞栓症）予防ガイドライン，ダイジェスト版，2013．
https://www.medicalfront.biz/html/06_books/01_guideline/12_page.html　より2018年1月3日検索
4) 日本循環器学会．循環器病の診断と治療に関するガイドライン（2008年度合同研究班報告）：肺血栓塞栓症および深部静脈血栓症の診断，治療，予防に関するガイドライン（2009年改訂版）
http://www.j-circ.or.jp/guideline/pdf/JCS2009_andoh_h.pdf　より2018年1月3日検索

Memo

術後合併症管理
①観察,術後合併症予防(肺,誤嚥)

目的

* 手術の治療目的を達成し,良好な経過を得られるように合併症を予防する.

概要

- 手術後の患者の全身状態は変化しやすく,一時的に肺機能が低下するなどの全身麻酔の影響もある.
- 痛み・苦痛の緩和や創部管理,ドレーン管理が重要である.
- また,無気肺,神経障害,深部静脈血栓症,誤嚥,術後せん妄,転倒・転落など,さらに各手術特有の合併症を防ぐように努める.

観察のポイント

- 麻酔の覚醒状態
- ・どの程度覚醒しているか(全覚醒・半覚醒)
- バイタルサイン(体温は数日間上昇傾向である)
- 呼吸状態
- ・酸素飽和度,異常呼吸の有無,呼吸音の聴取,呼吸困難の自覚
- ・喀痰の有無・量・性状,咳嗽の有無
- 腹部状態
- ・腹部の触診,聴診,膨満度,悪心・嘔吐の有無
- 顔貌・チアノーゼ・四肢冷感・悪寒戦慄・発汗
- 創部の状態
- ・出血,異常な汚染の有無
- ドレーンの状況
- ・挿入部位の発赤・腫脹・腫脹などの異常,挿入部

からの浸出の有無，ドレーンからの排液・性状・量・管内の可動性・圧・固定の確認
● 輸液
・滴下速度，残量
● 尿
・量，性状，混濁，浮遊物の有無
● IN／OUTバランス
● 疼痛

予防

肺合併症

〈要因〉
● 術中の挿管チューブによる気道への圧迫，麻酔による影響により気管内分泌物が肺胞に増加し貯留すると，無気肺になり肺炎の発症リスクが高くなる．

〈ケア〉
● 麻酔の覚醒状態，バイタルサイン，呼吸状態，疼痛の観察・評価をする．
● 肺胞のガス交換の改善を図る．
・深呼吸，早期離床
● 気管内分泌物の喀出を促進する．
・体位変換，体位ドレナージ，ネブライザー，吸引

Memo

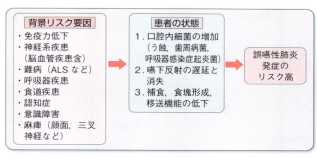

図1 ◆ 誤嚥の背景的リスク要因

誤嚥

〈要因〉
- 本来食道に行くべき口腔内分泌物や胃・腸内容物が気道へ流入することである.
- 誤嚥を契機として発症する肺炎を誤嚥性肺炎という.

〈誤嚥のリスク評価〉
- 術前から誤嚥のリスク評価を行い,再度術後もリスク評価を行う(**図1**).
- 全身麻酔時は,全身麻酔薬や筋弛緩薬の影響による下部食道括約筋圧の低下やマスク換気による胃への空気流入によって胃内容物逆流の可能性が高くなる.
- 咳嗽反射も抑制されているため,胃内容物が逆流すると吐物が気管に流入し,肺への胃液の流入を防ぐことができず,誤嚥性肺炎を引き起こす可能性が高くなる.
- 整形外科領域では,緊急手術の場合,食事や飲水制限が不足した状態であるため,特に注意が必要となる.

頸部伸展位	頸部前屈位
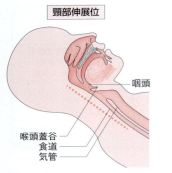	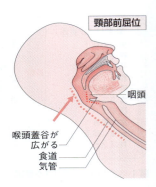

図2 ◆ 食事時の体位

〈ケア〉
- 早期より口腔ケアを開始する．患者の状況に合わせた介助を行う（p.240「周術期口腔ケア」参照）．
- 食事時の体位調整：食事開始前に，再度リスク評価を行う．

自施設での誤嚥リスク

フローチャートやチェックリストを用いた評価を記入

- 食事時の体位として，頸部伸展位は咽頭と気管が直線になり誤嚥しやすく，頸部前屈位は咽頭と気管に角度がつき誤嚥しにくい．また，咽頭蓋谷が広がることで，食塊と粘膜の接触する面積が広くなり嚥下反射が起こりやすくなる（**図2**）．
- 不顕性誤嚥に注意する．
- 痰の増加，体温上昇，食欲低下，全身状態の観察を行い「何か違う」ことに気づくことが大切である

不顕性誤嚥
不顕性誤嚥とは，気がつかないうちに口腔内の微生物が少量の唾液や飲食物と一緒に気道内に入ることをいう．むせ込みなどの症状がないために見逃される可能性が高い．

◆引用・参考文献
1) 若林剛ほか：術後合併症の管理．整形外科ビジュアルナーシング（近藤泰児監），p.163-166，学研メディカル秀潤社，2015．

Memo

術後合併症管理
②周術期口腔ケア

目的

* 口腔のバイオフィルムを破壊し口腔細菌をコントロールしておくことで，術後の誤嚥性肺炎や人工呼吸器関連肺炎などの合併症を予防する．
* 免疫力が低下し易感染状態となった患者の気道感染リスクを軽減する．

必要物品

1. 歯ブラシ
2. 舌ブラシ
3. カップ
4. 清拭用タオル
5. 手袋，ビニールエプロン，ゴーグル

その他の必要物品など

概要

- 口腔は気道感染の侵入門戸である．全身麻酔時に口腔を経由して人工呼吸器のチューブが挿管・留置されることを鑑みると，あらかじめ口腔のバイオフィルムを破壊し，口腔細菌をコントロールしておくことは術後の誤嚥性肺炎や人工呼吸器関連肺炎などの合併症を予防することになる．

- さらに術後，免疫力が低下し易感染状態となった患者の気道感染リスクを軽減することにもなり，周術期の全身管理に大きく寄与する．
- とくに人工股関節全置換術や人工骨頭置換術を受ける患者においては，血流感染の予防が重要となるため，歯根膿瘍や歯周病など血流由来による感染の危険性がある場合には，術前から徹底した口腔衛生管理を行うことが望ましい．

観察のポイント

- 意識レベルの低下や経口摂取が困難になると，口腔の自浄作用が働かなくなるため口腔内の汚染が進行しやすい．
- 口腔内の汚れやすいポイントは，以下の5項目である．

①口蓋：吐き出された痰が舌に押し上げられそのままの形で付着，貯留しやすい
②前歯の裏側：見落としがちな部位のため，のぞき込んで観察する
③頬粘膜：麻痺のある患者は食物残渣が残留していることがある
④歯頸部・歯間部：最も歯垢（プラーク）が増殖しやすい
⑤舌表面：舌苔がつく

ケアの実際

- 口腔ケアの基本は，保清と保湿である．

保清

- 毛細血管の豊富な歯肉に近接する部位（歯頸部）や歯間部を中心にブラッシングを行う．歯ブラシを執筆状（ペングリップ）に持つと力加減がコントロールしやすい（**図1**）．
- 歯ブラシは，歯面に対して45°の角度であてると

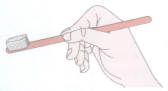

図1 ◆ペングリップ

図2 ◆歯ブラシをあてる角度

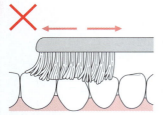

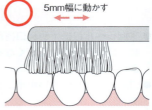

5mm幅に動かす

歯ブラシの毛先が曲がるほど強くあて大きいストロークで行うと，清掃効果が落ちるため適切な力加減で行う

図3 ◆適切な力加減

歯肉溝に毛先が入り清掃効果が高くなる（**図2**）．
- 口腔内は小さな凹凸が多いため，歯ブラシの動かし方（ストローク）は5mm幅で振幅させるとよい（**図3**）．
- 前歯の裏側は歯ブラシを縦に挿入し，1本ずつみがく（**図4**）．
- 舌の表面に舌苔が付着しているときは，専用の舌ブラシでやさしく除去する（**図5**）．
- 義歯は使用のたびに専用ブラシで洗う（**図6**）．素材の性質上，水分とともに口腔内細菌も内面に取り込むため，必ず義歯用洗浄剤を使用する．

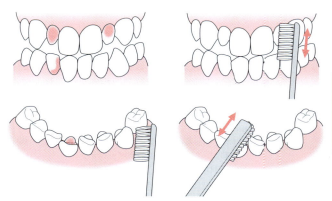

歯列不整のある部位も汚れが溜まりやすいため，縦にあてるとよい

図4 ◆ 歯列不整のある部位へのあて方

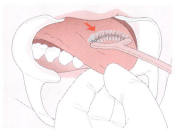

舌の奥から手前にやさしく操作する．必ずうがいや保湿剤で舌を湿らせてから行う

図5 ◆ 舌ブラシによるケア

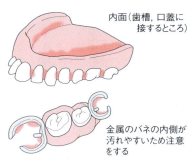

内面（歯槽，口蓋に接するところ）

金属のバネの内側が汚れやすいため注意をする

歯ブラシと併用すると痛んでしまうため，口腔内のブラッシング用とは別に専用の義歯用ブラシを使用する

図6 ◆ 義歯が汚れやすい部分

保湿

- 口腔内が乾燥しているとプラークや剝離上皮,排出された喀痰がこびりつき痂皮を形成するため,口腔乾燥のある患者には保湿ケアが必要である.
- 保湿剤を含ませたスワブで口腔内を保湿し,付着物が軟化したのちに縁端から愛護的に除去する.

◆引用・参考文献

1) 顎骨壊死検討委員会:骨吸収抑制薬関連顎骨壊死の病態と管理:顎骨壊死検討委員会ポジションペーパー 2016, p.3, 2016.
   https://www.jsoms.or.jp/medical/work/guideline/bisphos01/ より 2018 年 2 月 7 日検索
2) E・M ウィルキンス:ウィルキンス歯科衛生士の臨床,原著第 11 版(遠藤圭子ほか監訳), p.268, p.359, p.364-365, p.414-417, 医歯薬出版, 2015.
3) 大渡凡人:代謝疾患,全身的偶発症とリスクマネジメント, p.258-259 医歯薬出版, 2012.
4) 藤本篤士ほか編著:5 疾病の口腔ケア. p.126-131, p.164, 医歯薬出版, 2013.

···Column···

骨吸収抑制薬関連顎骨壊死(ARONJ)

　骨粗しょう症やがんの骨転移による骨病変治療には,ビスフォスホネート製剤やデノスマブ等の骨吸収抑制薬が用いられている.近年,それらの治療歴がある患者において,難治性の骨吸収抑制薬関連顎骨壊死(ARONJ)が報告されている[1].

　ARONJ の発生機序については解明されていない点もあるが,感染が契機となっていることを鑑みると,口腔内には感染源として歯垢中に 800 種類以上,$10^{11} \sim 10^{12}$ 個/cm^3 の常在菌が存在する[1]という口腔の特殊性を考慮し,歯科治療や口腔ケアを行い,歯周組織の健康状態を良好にし,口腔内の感染源除去を十分に行うことが重要である.

術後合併症管理
③転倒・転落防止

目的

* 術後は，筋力低下，術後せん妄などにより，自力での体動が不安定になり，転倒・転落のリスクが高まる．患者の状況に合わせた転倒防止策を検討し，実施する．

ケアの実際

● 患者の状態の観察，環境整備を実施するとともに，診療科を問わず「転倒・転落アセスメントスコアシート」，「排泄時転倒アセスメントツール」（**図1**），「車椅子移乗自立アセスメントシート」（**図2**）を用いて危険度を判定し，チームで予防策を検討して実施する．

自施設での危険度判定ツール

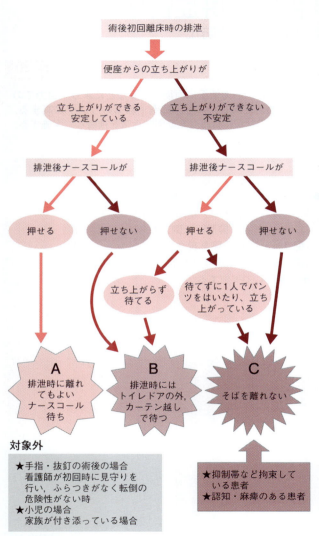

図1 ◆ 排泄時転倒アセスメントツールの例

車椅子乗車自立アセスメントシート（チェック用）

	項目	/	/	/	/	/	/	/	/	/
1	自力で端坐位をとり，靴の脱ぎ履きができる									
2	健側から方向転換すれば車椅子（便器）に移乗できる距離に，車椅子または体を近付けることができる									
3	適切な距離に設置した車椅子にブレーキをかける，解除することができる									
4	ベッド柵と車椅子の手すり（トイレの手すりと車椅子の手すり）につかまり，健側でつま先立ちができる									
5	健側を軸にして方向転換ができる									
6	健側の筋力を使ってゆっくり車椅子に座り，フットレストの上げ下ろしができる									
7	車椅子の自走（直進・コーナリング）ができる									
8	車椅子トイレのカーテンの開閉ができる									
9	立位（免荷の場合も含む）バランスを崩すことなくズボンの上げ下ろしができる									
	サイン									

※評価基準：○（1人でできる）・△（声掛けでできる）・×（できない）

1人で車椅子に乗れるようになろう!!

◎ベッドから足を地面に下ろして靴を履きましょう．
❖ベッドの高さは足がピッタリとつく高さですか?? ❖靴を履くときは靴べらを使うと便利!!

◎手術していない足側に車椅子を置きましょう．
❖車椅子の角度はこぶし1つ分くらいがベスト!!
❖ベッドから車椅子の奥側の手すりが掴める距離までおしりを寄せてますか??
❖ブレーキはかかっていますか?? ❖足を乗せる黒い台は上がっています??

◎ベッド柵と車椅子の奥側の手すりをつかみ，
手術していない足を軸にしてつま先立ちで方向転換をしましょう．
❖両腕の力を使いゆっくり座りましょう． ❖足を乗せる黒い台の上げ下ろしができますか??
❖車椅子で移動するときは足を台の上に乗せましょう．
❖立ち上がるときは台を上げ足を下ろしましょう．そのまま立ち上がるのは危険です!!
☆乗れたら運転もマスターしましょう!! 曲がり角は天井のミラーで確認，トイレではカーテンは閉められますか?? しっかり立ち上がりズボンの上げ下ろしができますか??

図2 ◆車椅子移乗自立アセスメントシートの例

- 下肢骨折の術後では，荷重制限によって車椅子や歩行器，杖などが移動手段となる．不慣れな移動手段，術後の疼痛や筋力低下，術後せん妄，術前と同様に動けるはず，自分でできるという患者の思い込みなどが原因となり転倒・転落に至るケースも少なくない．
- とくに整形外科では，ベッドから車椅子，車椅子から便座への移動動作，排泄時のズボンの上げ下ろしの際にバランスを崩し転倒に至る場合が多い．
- 患者の移動動作状況の評価，患者の移乗動作状況に合わせた転倒防止策が必要である．

◆引用・参考文献
1) 若林剛ほか：術後合併症の管理⑤転倒・転落防止対策．整形外科ビジュアルナーシング（近藤泰児監），p.171，学研メディカル秀潤社，2015．

Memo

術後合併症管理
④術後感染対策

目的

* 手術部位感染を防止する.
* 感染徴候を早期に発見する.

ケアの実際

観察のポイント
- 患者の訴えを傾聴する.
  - 対応時の「いつもと違う」という違和感は重要である
  - 患者から,「創がうずく」などの自発痛の訴えがあった場合には注意する

手術創の管理
- 処置前には,プライバシーに配慮した環境調整と物品の準備を行う.
- 処置前に,患者に創部処置の目的や時間,方法などを説明する.
- 処置を行いやすい体位をとってもらう.
- 創部に異常が認められた場合は医師へ報告する.

〈創部の処置〉
- 開始時期(   )
- 消毒薬(   )
- 手術創の被覆材(   )
- ガーゼ交換の頻度(   )

〈創部の観察(感染徴候の観察)〉
- 包帯やガーゼの汚染の有無と程度
- 滲出液の性状:出血,臭い,色,粘稠度
- 創部:皮膚の色,発赤,疼痛,熱感,腫脹といった炎症徴候の有無
- 創周囲:発赤,疼痛,熱感,腫脹,瘙痒感の有無
- ドレーン刺入部:発赤,腫脹,滲出液の有無
- 皮膚(テープ等貼付部):発赤,発疹,熱感,瘙痒感,水泡,びらん の有無
- 発熱の有無,血液検査所見(白血球・CRP)

〈ドレーン管理のポイント〉
- スタンダードプリコーションを徹底する.
- 排液を逆流させない:排液バックは創部より高い位置に設置しない.
- 排液量は急な増加や減少はないか,性状の変化はないか観察する.
- ドレーンの構造・仕組みを理解し,正常に作動しているかを確認する.

〈清潔ケア〉
- 開始時期(   )
- 方法(   )

◆引用・参考文献
1) 砂山稔喜ほか:創部管理,局所陰圧閉鎖療法.整形外科ビジュアルナーシング(近藤泰児監), p177-178, 学研メディカル秀潤社, 2015.
2) 松上美由紀:大阪医科大学附属病院の場合.人工関節術前・術後の感染対策とケア.整形外科看護22(1):46-49, 2017

術後のアイシング

目的

- 患部の腫脹や熱感を改善する．
  - 寒冷によって血管が収縮し，腫脹が軽減される．
  - 寒冷によって細胞の代謝が低下し，手術による損傷部の拡大が防止される．
- 疼痛を緩和する．
  - 寒冷による麻痺作用によって疼痛を緩和する．

方法

- スノーパックやアイシングシステムを使用することによって，患部を冷やす．

自施設での術後アイシングの準備物品を記載

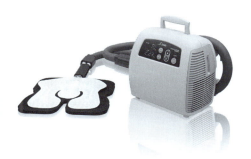

図1 ◆ アイシングシステム CE4000
（写真提供：日本シグマックス）

観察のポイント

- 過度の冷却による皮膚障害（皮膚の色や温度の異常）はないか．
- 末梢動脈は触知できるか．
- 痛み，腫れ，湿疹，かぶれなどはないか．
- 神経症状（知覚，動き，しびれなど）はないか．
- 冷やしすぎによって，局所循環が極端に低下していないか．

ケアのポイント

- アイシングシステムは，患部へパッドを装着して使用する（**図1**）．
- アイシングシステム使用時は，以下の点を確認する．
  - アイシングシステムの作動状況は正常か
  - 温度設定（10～13℃）は適切か
  - 冷却水は不足していないか
  - 装着部（パッド）に損傷はないか
  - 装着状態は正しいか

◆引用・参考文献
1) 宗村富美子：術後のアイシング．整形外科ビジュアルナーシング（近藤泰児監），p.174，学研メディカル秀潤社，2015．

Memo

局所陰圧閉鎖療法

目的

* 創部を密閉し,吸引装置を使用して持続的に陰圧を加えることで創傷治癒を促進する.
* 創の保護,肉芽形成の促進,滲出液と感染性老廃物の除去を図り,創傷治癒を促進する.

概要

- 局所陰圧閉鎖療法(NPWT)は,2010年に保険適用となった.
- 国内で使用を承認されている機器は,以下のとおりである.
・V.A.C.® 治療システム(**図1**)
・RENASYS® 創傷治療システム(**図2**).
・PICO® 創傷治療システム(**図3**)やSNAP® 陰圧閉鎖療法システム(**図4**)などの小型の機器

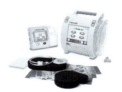

図1 ◆ **V.A.C.® 治療システム**
(写真提供:ケーシーアイ)

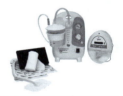

図2 ◆ **RENASYS® 創傷治療システム**
(写真提供:smith & nephew)

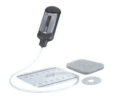

図3 ◆ **SNAP® 陰圧閉鎖療法システム**
(写真提供:ケーシーアイ)

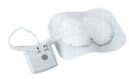

図4 ◆ **PICO® 創傷治療システム**
(写真提供:smith & nephew)

適応

- NPWT の適応疾患:既存治療に奏功しない,または奏功しないと考えられる難治性創傷.
  - 外傷性裂開創(一時閉鎖が不可能なもの)
  - 外科手術後離開創・開放創
  - 四肢切断端開放創
  - デブリードマン後皮膚欠損創

効果

- NPWT の効果:創部に一定の陰圧をかけて,創傷治癒に適した環境を作り出す(**図5**).
  - 感染性老廃物を除去する
  - 創面を保護する
  - 過剰な滲出液を除去する
  - 浮腫を軽減する
  - 創部血流を改善する

創部にフォーム材をあて,ドレープで覆い密閉する
↓
陰圧維持管理装置と創部を連結し,チューブで接続する
↓
陰圧をかける

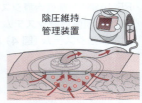

図5 ◆ NPWT のしくみ

禁忌

- NPWT が禁忌となる創傷
  - 悪性腫瘍がある創傷
  - 臓器と交通している瘻孔および未検査の瘻孔がある創傷
  - 陰圧を付加することによって,瘻孔が難治化する可能性のある創傷(骨髄瘻や消化管瘻,肺瘻など)
  - 痂皮を伴う壊死組織を除去していない創傷
  - 主要な血管,臓器,主要神経が露出している創傷

必要物品

1. 陰圧維持管理装置，付属品（キャニスター，フォーム材，連結チューブ，ドレープ，必要時Y字コネクター，非固着性ガーゼなど）
2. 皮膚洗浄のための一式
3. 必要時，壊死組織のデブリードマンなどの処置ができる一式

> その他の必要物品など
>
> ....
> ....
> ....
> ....
> ....
> ....

〈使用前に必要な創部の処置〉

- 適切に止血されていることを確認する．
- 感染症状を有する場合は，局所の感染コントロールを行う．
- 感染組織，壊死組織が存在する場合は，デブリードマンにより壊死組織を除去し，創面の新鮮化を行う．デブリードマンを行った場合は，十分に止血を確認する．

〈処置の介助〉

1. 処置前に，適切で患者が安楽な体位を確保する．
2. 創部と周囲皮膚を十分に洗浄する
3. 創部に合わせてフォーム材をカットして，創部にあてる．必要時，創部周囲にドレッシング材を貼付し，皮膚を保護する．

4. ドレープを，フォーム材の上から隙間をつくらないようにして貼付する．
5. ドレープに穴を開けて，連結チューブを設置する．
6. 陰圧維持管理装置にキャニスターを取り付けて，連結チューブと接続する．
7. 医師の指示による「圧設定」「モード」を確認し，稼働していることを確認する（創部にあてたフォーム材がしぼんでいるか）．
8. 患者の体位を整える．

実施時の注意点

〈痛みの有無や程度〉
- どのようなときに痛みがあるのかを確認する．陰圧吸引による痛みが強い場合には，圧設定の変更など調整が必要になる．また，ドレープを剥がす際の痛みであれば，皮膚被膜剤の使用も検討する．
- フォーム材剥離時の痛みについては，剥離剤の使用や十分な微温湯をかけながらゆっくりと剥がすなど対応が必要である．

〈安静度の確認〉
- 必要な安静が守られているか確認するとともに，1人で移動ができる場合は，陰圧維持管理装置やチューブ類が日常生活動作（ADL）の妨げにならないように注意する．

〈吸引圧の設定〉
- 吸引圧は，−125mmHg が一般的に推奨されているが，創部状態や NPWT の実施で疼痛を訴える患者では，適宜吸引圧を調節する．

〈フォーム材の交換〉
- フォーム材は 48〜72 時間ごと，または週3回

以上の頻度で交換していくことが推奨されている．
- 感染徴候が認められた場合には，12時間ごとの交換など症例に応じて頻繁な観察とフォーム材の交換と観察が推奨されている．

〈キャニスターの交換〉
- キャニスターが滲出液で満たされた場合，あるいは少量であっても1週間に1回は交換する．

〈「局所陰圧閉鎖処置」の算定（表1）〉
- 入院中の患者に対して処置を行った場合にかぎり，算定できる．
- 部位数にかかわらず，1日につき所定点数を算定する．
- 局所陰圧閉鎖処置用材料は，開始日より3週間を標準として算定できる．とくに必要と認められた場合については，4週間を限度として算定できる．

表1 ◆ 局所陰圧閉鎖処置の算定

脊柱局所陰圧閉鎖処置（入院）（1日につき）	
1　100cm^2 未満	1,040点
2　100cm^2 以上200cm^2 未満	1,060点
3　200cm^2 以上	1,100点

注）初回の貼付にかぎり，1にあっては1,690点，2にあっては2,650点，3にあっては3,300点をそれぞれ所定点数に加算する．

観察のポイント

- 陰圧維持管理装置の作動状況（吸引圧，モード，電源コードの接続など），連結しているチューブ（屈曲や身体などの下敷きになっていないか）などの確認
- 創部状態の観察：創部の肉芽状態，壊死組織の有無
- 排液の性状と量
- 出血の有無：急激な出血時には陰圧維持管理装置を中止し，医師に報告する
- ドレープのはがれやリークはないか

- 創部周囲の皮膚状態：浸軟，発赤，腫脹，熱感，疼痛の有無など
- 栄養状態
- 安静度
- 精神面のサポート：治療が長期間に及び日常生活動作も制限されるため，不安や不眠などを表現する場合もある．患者の言葉や表情の観察が必要となる．

◆引用・参考文献
1) 大浦紀彦：陰圧閉鎖療法．NEW 褥瘡のすべてがわかる（真田弘美ほか編），p.291-301，永井書店，2012．
2) 市岡 滋：慢性創傷治療の基本．看護技術 61(9)：22-24，2015．
3) 田中里佳：NPWT とは．看護技術 61(9)：25-29，2015．
4) 木下幹雄：NPWT の適応，NPWT 機器の種類．看護技術 61(9)：30-34，2015．
5) 井原 玲：NPWT システムの構造と装着方法．看護技術 61(9)：35-42，2015．
6) 河内 司：NPWT 実施のポイント−合併症と対応．看護技術 61(9)：43-46，2015．
7) 山本洋子：NPWT システム装着患者のケアのポイント．看護技術 61(9)：47-51，2015．
8) 桑原 靖ほか：創傷技術管理 局所陰圧閉鎖療法（NPWT）．ナースのためのアドバンスド創傷ケア（真田弘美ほか編），p.255-263，照林社，2012．
9) 宮﨑邦夫ほか：局所陰圧閉鎖療法．臨床に活かせるドレーン＆チューブ管理マニュアル（永井秀雄ほか編），p.203-205，学研メディカル秀潤社，2011．
10) 佐藤智也：進化した医療用デバイスを用いた創傷治療．褥瘡・創傷・治療・ケア アップデート（真田弘美ほか編），p.145-151，照林社，2016．

神経障害の予防

目的

* 異常知覚や運動障害の有無を観察・ケアすることで,神経障害を予防する.

神経障害の症状, 予防

● 神経障害の症状と予防については, **表1, 2**のとおりである.

表1 ◆ 神経障害症状

		症 状
上肢	正中神経麻痺	・正中神経は, 肘のほぼ中央を走行している. ・麻痺により, 猿手とよばれる母指から環指における屈曲障害, 知覚障害, 母指球筋萎縮などが出現する.
	尺骨神経麻痺	・尺骨神経は, 上腕の内側から肘の内側, 小指側を走行している. ・麻痺により, 手内筋が萎縮し, 環指と小指の付け根の関節が過伸展し, 鉤爪変形が出現する.
	橈骨神経麻痺	・橈骨神経は, 母指から環指の背側から上腕骨後外側をらせん状に走行している. ・上腕骨部に一定時間, 外からの圧迫を受けることで比較的容易に麻痺が生じる. ・橈骨神経が肘関節より近位で麻痺すると下垂手(**図1**), 肘関節で後骨間神経が麻痺すると下垂指(**図2**)となり, 感覚障害は生じない.
下肢	腓骨神経麻痺	・足首や足趾を持ち上げ(背屈)下腿外側の皮膚感覚を支配している. ・骨と皮膚・皮下組織の間に神経が存在するため, 外部からの圧迫により容易に麻痺が生じやすい. ・長時間にわたって腓骨頭が圧迫されることによって腓骨神経麻痺症状が起こる. ・下腿の外側から足背, 第5趾を除いた足趾, 背側にかけて感覚が障害され, しびれや知覚鈍麻が生じる. 足関節と足趾が背屈できなくなり, 下垂足となる.

文献1)をもとに作成

表2 ◆ 神経障害の予防とケア

		予防・ケア
上肢	正中神経麻痺	〈観察〉 ・患肢にしびれがないか ・しびれの増悪・感覚鈍麻,自動運動の低下の出現時にはすぐ医師に報告する. ・知覚低下,自動運動の低下がないか. ・手指の伸展が可能か 〈ケア〉 ・局所の安静保持,患肢の腫脹予防のためクッション等で挙上する. ・肘関節の屈曲は静脈うっ滞が生じ,浮腫や腫脹を増強させるため屈曲が強くならないように注意する.
	尺骨神経麻痺	
	橈骨神経麻痺	
下肢	腓骨神経麻痺	〈観察〉 ・腓骨神経の走行に沿ったしびれや知覚異常の有無 ・第1,2足趾背側の知覚障害の有無 ・足趾や足関節の背屈運動が可能か ・MMTを使用し筋力を数値化する. 〈ケア〉 持続的な腓骨神経の圧迫を避ける(図3). ・クッション等を用いて腓骨頭を圧迫しないポジショニングを行う. ・膝蓋骨を真上に向け,回旋中間位を保持する. ・ギプス装着の場合,腓骨部があたらないようカットして調整し,保護する.

文献1)をもとに作成

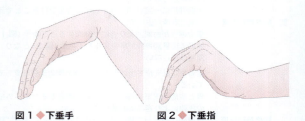

図1 ◆ 下垂手   図2 ◆ 下垂指

Memo

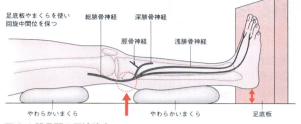

図3 ◆腓骨頭の圧迫防止

◆引用・参考文献
1) 砂山稔嘉：神経障害の予防．整形外科ビジュアルナーシング（近藤泰児監），p.181-183，学研メディカル秀潤社，2015．

Memo

術後疼痛管理

目的

* 疼痛の評価を行い、痛みの程度に合った鎮痛を行う．
* 急性期から回復期、リハビリ期にかけての、長期的な疼痛コントロールを行う．

術後疼痛管理の種類

自己調節硬膜外鎮痛法（PCEA）

- 痛みが強い場合、股・膝関節術後に用いられる．
- 患者が痛みを感じたときに、自分でスイッチを押して投与できる．
- 硬膜外カテーテルに局所麻酔薬と麻薬の入った鎮痛薬を、PCEA用ポンプに接続して使用する（**図1**）．

〈観察のポイント〉
- 局所麻酔薬の濃度
- 過剰投与による下肢の知覚・運動障害
- 局所麻酔薬による中毒
- とくに硬膜外血腫は重篤なため、緊急MRI検査や血腫摘出術での対応となる．

〈PCEAの副作用〉
- PCEAの副作用には、**表1**のようなものがある．

Memo

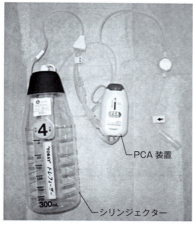

図1 ◆ PCEA用ポンプ

表1 ◆ PCEAの副作用

呼吸抑制	麻薬の作用により，呼吸回数が減少する．安静時（睡眠時）の呼吸数に注意する．
眠気	麻薬の作用
嘔気・嘔吐	麻薬の作用や，術中に使用した麻酔薬の影響
下肢の運動障害	局所麻酔薬の濃度や投与量が過剰時に起こる．離床遅延，転倒，皮膚障害の原因となるため，速やかに医師へ相談する
低血圧	局所麻酔薬の交感神経遮断作用により血管が拡張し循環血液量の減少から低血圧となる
瘙痒	麻薬の作用
尿閉	膀胱の知覚低下によるもの

文献1）をもとに作成

Memo

持続大腿神経ブロック
- 強い術後痛を伴う膝関節手術などで使用される.
- 硬膜外麻酔や全身麻酔と併用される.
- カテーテルは,術前にエコーガイド下で挿入・留置する.
- 術後,硬膜外カテーテル用PCEA装置を使用し,持続的に投与することが多い.

静脈内自己調節鎮痛法(IV-PCA)
- 硬膜外麻酔の不適応の場合,鎮痛薬を経静脈的に投与する.
- フェンタニルやモルヒネ塩酸塩などの麻薬を生理食塩水で希釈する.
- シリンジェクターを使用する(**図2**).

内服薬による術後疼痛管理
- 非ステロイド性抗炎症薬(NSAIDs)や,アセトアミノフェンが多く用いられる(**表2**).
- NSAIDsの副作用:胃腸障害,腎・肝機能障害,発疹・発赤

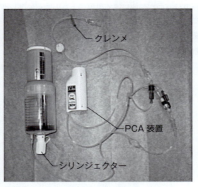

図2 ◆ IV-PCA用のポンプ

表 2 ◆ 各種鎮痛薬および鎮痛方法の作用部位

中枢（脳神経）	アセトアミノフェン製剤 オピオイド製剤 ケタミン
中枢（脊椎）	硬膜外鎮痛 脊髄くも膜下麻酔 トラマドール
末梢	NSAIDs 局所麻酔 末梢神経ブロック

文献 2），3）をもとに作成

◆ 引用・参考文献
1) 石井香：手術前のケア．整形外科ビジュアルナーシング（近藤泰児監），p.172-173，学研メディカル秀潤社，2015．
2) 谷口英喜ほか：術後早期の DREAM 達成を目指した疼痛管理．痛くない周術期管理，月刊ナーシング 37（14）：27，2017．
3) 谷口英喜監：術後回復を促進させる周術期実践マニュアル．p.185-200，日本医療企画，2017．

Memo

排泄・睡眠の管理
①排泄の管理

目的

* 排泄への不安を緩和する.
* 術後の合併症を予防する.
* 早期離床を促し,自然排泄への移行をはかる.

ケアの実際

- 排泄方法は,患者の安静度に応じて選択する.
- 介助時の疼痛が強い場合は,膀胱留置カテーテル留置も検討する.
- 床上排泄を余儀なくされ,患者は羞恥心のため水分や食事の摂取を控えたり,排泄介助を頼むのを控えてしまう場合がある.羞恥心に配慮し,看護師から先回りした声かけをするなど排泄のきっかけをつくる.
- 差し込み便器を使用する際,疼痛などにより臀部を上げることができない場合,差し込み便器が禁止されている場合には,介助方法を工夫する.
- 術後は,食事摂取量,水分摂取量,ドレーンからの排液量,排尿量,排便の有無・性状,検査データ,腹部膨満感の有無を観察して排泄のアセスメントを行う.

Memo

自施設での床上排泄介助の必要物品

◆ **引用・参考文献**
1) 柳沢弘美:排泄・睡眠.ビジュアル整形外科看護(佐々木由美子編),p70-71,照林社,2013.
2) 大口祐矢:排泄のアセスメント.看護の現場ですぐに役立つ術前・術後のケアの基本,p128-129,秀和システム,2016.
3) 吉川孝子ほか編:受傷期のケア,写真でわかる整形外科看護(山元恵子監),p13,インターメディカ,2010.

Memo

排泄・睡眠の管理
②睡眠の管理

目的

* 術後の不安を緩和し，夜間の睡眠を促す．

ケアの実際

- 術前に心配や不安が強い患者の場合には，睡眠への影響がないか観察する．
- 術後の不眠は患者の疲労や体力消耗につながるだけでなく，術後せん妄の要因となるため，不眠の原因をアセスメントする．
- 生活リズムを整え不安の緩和，疼痛管理を行い夜間の睡眠を促す．
- 睡眠薬を使用する場合は，薬効をもとにした使用中の観察が大切である．
・ベンゾジアゼピン系睡眠薬：催眠作用，鎮静作用，筋弛緩作用を有するためふらつきや転倒に注意する
・高齢者への投与は，筋弛緩作用が弱いもの，翌日に残らない短時間作用型の睡眠薬が望ましい
・自施設のガイドラインに沿って投与することが望ましい

Memo

自施設での睡眠薬投与のガイドライン

◆**引用・参考文献**
1) 柳沢弘美:排泄・睡眠.ビジュアル整形外科看護(佐々木由美子編),p70-71,照林社,2013.

Memo

術後せん妄の予防と対応

目的

* 転倒転落やドレーン等の自己抜去につながるため，術後せん妄発症のリスクを予測した予防的なアプローチを行う．
* 基礎疾患の悪化など患者のQOLの低下につながるため，術後せん妄の早期改善ケアを行う．

概要

術後せん妄の原因

- 術後せん妄の原因（図1）は，以下の3つに分類される．
  ・直接因子：手術侵襲や投与薬剤
  ・準備因子：高齢や基礎疾患など
  ・促進因子：環境の変化や多数のルート類など心理ストレス
- 整形外科手術後は術後の痛みや可動制限による安静の必要性があるため，術後せん妄を発症しやすい．

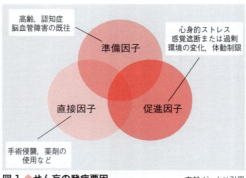

図1 ◆ せん妄の発症要因 文献1）より引用

症状

- 意識障害:注意力が低下し,ぼんやりした状態をいう.認知機能や知覚の障害を伴い,興奮したり,無目的に歩き回ったり,つじつまの合わない言動がみられたりする場合がある.
- 注意障害:注意を集中・維持し続けることができない状態をいう.視線を合わせて会話できない,促しや指示を最後まで聞けない,1つの動作をやり通すことができない,行動が落ち着かない様子がみられる.
- 認知機能の障害:記憶や見当識,会話・言語などの障害がみられる.
- 知覚障害:錯覚や幻覚,誤解などの症状がみられる.患者は錯覚や幻覚であっても確信をもっており,それに伴う情動反応がみられる場合もある.

術後せん妄を予防するためのケア

術前

- 術前オリエンテーション
- ・今後起こり得る出来事,体験について準備を整える
- ・入院生活,治療,手術,術後せん妄などに関する説明を行う
- 患者の特性の把握
- ・年齢,入院前の生活,性格,社会での役割
- ・家族との関係,心配や不安など
- ・コミュニケーションの取り方,理解の程度,表情

Memo

術後

- ● 全身状態の管理
- ・手術に伴う苦痛症状の緩和：疼痛，嘔気，体動困難など「痛みを我慢させない」疼痛対応を行う．
- ・病態の把握と対応：バイタルサイン，検査データ，副作用の観察・対応など
- ・治療に関する介入：薬物の投与，医療機器管理，ルートやドレーン類の管理など
- ● 感覚遮断の減少
- ・補聴器，眼鏡，入れ歯の使用と口腔ケア
- ・好みの音楽やテレビの観賞を促す
- ・家族やペットの写真を飾る．カレンダーや時計を見える場所に設置する
- ● 療養環境の整備
- ・プライバシー保護
- ・可能なかぎり，窓からの太陽光を取り入れる，また，窓からの景色がみられるようにベッドの位置を調整する
- ・照明や室温は患者の要望を取り入れる
- ● 不快な刺激への配慮
- ・アラーム音，話し声，足音，器材の搬送音
- ・あわただしい雰囲気を感じさせないようにする
- ● 生活リズムの整備

①夜間の睡眠を阻害しない配慮
- ・看護処置のタイミングや環境の調整
- ・患者の要望を取り入れて睡眠導入剤の使用

②緊張の緩和
- ・マッサージ，タッチング（**図2**），傾聴，思いや感情の表出の促し
- ・支持的なかかわり

③早期離床への働きかけ
- ・回復過程に合わせた適度な運動・活動

- ● 現状への認識を促す
- ・時間や場所，治療や今後の見通しに関する情報提

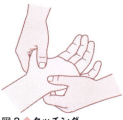

図2 ◆ タッチング

供を行う
・治療処置の前には説明し，理解を得る
● 家族との面会を促す
・面会時間や面会者は，可能なかぎり患者と家族の要望を取り入れる．

せん妄のアセスメント

● 自施設のアセスメントツールを用いて評価する．
● せん妄のリスク評価と発病要因（直接・準備・誘発因子）について分析し，対応を検討する．検討内容をチームで共有する．

自施設でのせん妄アセスメントツール

....
....
....
....
....

術後せん妄の早期改善

● 術後せん妄と判断された（発症した）場合には，原因の除去，環境整備を基本とした早期介入を行う．

〈せん妄の要因を検索し,緩和・除去〉
- 鎮静や精神科医へのコンサルテーションの必要性を医師と検討する.
- 家族へせん妄について説明し,不安を緩和のケアへの参加を促す.

〈せん妄症状に対する安全な療養生活の維持〉
- ゆっくりとした声で話しかけ,落ち着いた,やさしい態度で接する.
- 肯定的なかかわりを意識し,錯覚や幻覚については同調しないが,無理に訂正もしない.患者の体験を汲み取りフィードバックする.
- 説明や見当識に関する情報は患者の理解度を推察し,間をおきながら繰り返す.
- 患者の生活歴,性格,基盤にある勘定,関心事などから患者のニードを推察し満たせるようにする.
- 医師と相談し,可能なかぎりドレーンや点滴ルートを減らす.
- 身体拘束部位と用具・方法を工夫し期間と拘束部位を最小限にする.

◆引用・参考文献
1) 砂山稔喜:術後せん妄の予防と対応.整形外科ビジュアルナーシング(近藤泰児監),p175-176,学研メディカル秀潤社,2015.
2) 茂呂悦子:せん妄であわてない.医学書院,2011.

Memo

···Column···
せん妄患者への対応でやってはいけないこと

興奮状態の場合
- 「動かないでください」「この管は触っちゃだめですよ」と一方的に指示や指導をする．
- 強い口調で話す．
- ただちに身体拘束や鎮静剤を投与する．

活気がない，ウトウトしている場合
- 「夜眠れなくなるから起きていましょうね」など強制的に覚醒を促す．
- 「元気出して頑張りましょう」などと一方的に励ます．

見当識障害の場合
- 視線を合わせず，声だけで対応する．
- 「覚えていませんか」「さっきも説明しましたよ」と強い口調で言う．
- 日付や人についての誤りをそのままにする（奥さんと呼ばれて返事をするなど），ないものが見える，聴こえる（幻視・錯覚・誤解）
- 理解してもらおうと，しつこく一方的に説明し続ける．
- 夜だからと部屋の照明を暗くする．
- 患者の話を聞かず，「誤解ですよ」のひと言で済ませてしまう．
- はじめから患者の話を否定する，患者の思いに耳を傾けようとしない．

Memo

リハビリテーション

目的

* 基本動作や移動手段の獲得を目指す.
* 身体や精神機能に働きかけ,機能回復やADLを向上させる.
* 嚥下障害や失語症・構音障害などの障害に対して,各種訓練を行い,機能の改善を目指す.

概要

理学療法(PT)
- 運動療法を用いて,起き上がる・座る・立ち上がるなどの基本動作や車椅子・歩行などの移動手段の獲得を目指す.
- 必要に応じて,杖や装具の選択・調整を行う.

作業療法(OT)
- 機能訓練や各種作業活動を用いて,身体(主に腕や手)や精神機能に働きかけを行う.
- 機能回復やADL向上を目的とした手伝いを行う.

言語療法(ST)
- 食べ物がうまく飲み込めない(嚥下障害),言葉が不自由になった(失語症・構音障害)などの障害に対して,飲み込みの訓練や食事の環境調整,言語・発音の訓練を行う.

Memo

実際

整形外科領域のリハビリテーション
- 運動器疾患をもつ患者に対して,運動療法(ストレッチや筋力強化など)や物理療法,装具療法などを用い,身体機能を可能なかぎり改善する.
- 主には理学療法士,作業療法士がかかわることが多いが,肺炎などの合併症によって嚥下障害が生じた患者に対しては,言語聴覚士の介入が必要になることもある.

リハビリテーション開始時におけるADLの評価
- 患者のADLの現状をできるだけ詳細に評価することが重要となる.
- その評価をもとに,リハビリテーションの目標や治療計画を患者・家族・医療スタッフが認識し,リハビリテーションに取り組んでいく.
- ADLを評価するものはさまざまあるが,機能的評価(BI)(**表1**)や機能的自立度評価表(FIM)(**表2**)が広く用いられている[1].

◆引用文献
1) 米本恭三ほか編:リハビリテーションにおける評価 VER.2, CLINICAL REHABILITATION 別冊.医歯薬出版,2001.

Memo

表1 ◆ 機能評価（BI）

- 各項目を 0，5，10，15 点で評価する．
- 総点最高 100 点，最低 0 点である．
- 総点 60 点以上：基本的 ADL の自立度が高い．
  40 点以下：かなりの介助を必要とする．
  20 点以下：ほぼ全介助．

患者番号		生年月日			
患者氏名	様	性別		年齢	歳
傷病名		発症日			
評価日		評価担当			

評価項目	点数	コメント	得点
食事	10	自立，自助具などの装着可，標準的時間内に食べ終わる	
	5	部分介助	
	0	全介助	
車椅子とベッド間の移乗	15	自立，ブレーキ，フットレストの操作も含む	
	10	軽度の部分介助または監視を要する	
	5	座ることは可能であるがほぼ全介助	
	0	全介助または不可能	
整容	5	自立	
	0	部分介助または不可能	
トイレ動作	10	自立	
	5	部分介助，体を支える，衣服，後始末に介助を要する	
	0	全介助または不可能	
入浴	5	自立	
	0	部分介助または不可能	
歩行	15	45m以上の歩行，補装具の使用の有無は問わず	
	10	45m以上の介助歩行，歩行器の使用を含む	
	5	歩行不能の場合，車椅子にて45m以上の操作可能	
	0	上記以外	
階段昇降	10	自立，手すりなどの使用の有無は問わない	
	5	介助または監視を要する	
	0	不能	
更衣	10	自立，靴，ファスナー，装具の着脱を含む	
	5	部分介助，標準的時間内，半分以上は自立で行える	
	0	上記以外	
排便コントロール	10	失禁なし，浣腸，坐薬の取り扱いも可能	
	5	ときに失禁あり，浣腸，坐薬の取り扱いに介助を要する者も含む	
	0	上記以外	
排尿コントロール	10	失禁なし，収尿器の取り扱いも可能	
	5	ときに失禁あり，収尿器の取り扱いに介助を要する者も含む	
	0	上記以外	

	合計点数	0

表2 ◆ 機能的自立度評価表（FIM）

- 食事や移動などの"運動項目"13項目と"認知項目"5項目から構成される．
- 1〜7点の点数で採点をする（装具や自助具の装着は「準備」に含まれる）．
- 7，6点：1人でできる．
- 5〜1点：なんらかの監視や介助を必要とする．

患者番号		生年月日			
患者氏名	様	性別		年齢	歳
傷病名		発症日			
評価日		評価担当			

		評価項目	点数	コメント
運動項目	セルフケア	食事		
		整容		
		清拭		
		更衣・上半身		
		更衣・下半身		
		トイレ動作		
	排泄コントロール	排尿管理		
		排便管理		
	移乗	ベッド・椅子・車椅子		
		トイレ		
		浴槽・シャワー		
	移動	主な移動手段		
		歩行		
		車椅子		
		階段		
認知項目	コミュニケーション	理解		
		表出		
	社会的認知	社会的交流		
		問題解決		
		記憶		
		合計点数	0	

表3 ◆ 採点の基準

自立度	点数	FIMの採点基準	介助者
自立	7	完全自立（時間，安全性含めて）	
	6	修正自立（補装具などを使用）	
部分自立	5	監視・準備	
	4	最少介助（75％以上自分で行う）	
	3	中等度介助（50％以上，75％未満自分で行う）	
完全介助	2	最大介助（25％以上，50％未満自分で行う）	
	1	全介助（25％未満自分で行う）	

理学療法

目的

* 運動・温熱・電気・水・光線などの物理的手段を用いて，運動機能の維持・改善を図る．
* 筋力の増強，耐久力の向上，運動の協調性，呼吸・循環機能の改善，ADL・QOLの向上を目指す．

術後の離床に向けたケア

基本動作（起き上がりから坐位まで）

- 離床を進めるには，まずベッドから起き上がって坐位姿勢をとるまでが必要になる．
- 疾患によって禁忌肢位，痛みが誘発されやすい肢位などがあるため，注意が必要である．
- 患者は術後の痛みのために思うように動くことができず，離床に消極的になりがちであるため，的確な介助と声掛けで安心感を与えながら安全に離床を進める必要がある．

人工骨頭置換術（BHA），人工股関節置換術（THA）後

〈禁忌肢位〉

- 術式が後方アプローチの場合は，屈曲・内転・内旋肢位が脱臼肢位となる．
- 術式が前方アプローチの場合は，伸展・内転・外旋肢位が脱臼肢位となる．

Memo

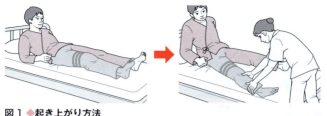

図1 ◆起き上がり方法

〈起き上がり方法（図1）〉

1. ベッドのヘッドアップを利用して，もしくは両肘をついて自力で上半身を起こす．患側の膝は伸ばしたままにする．
2. 患側の膝は伸ばしたまま，殿部を軸にして身体を回転させる．患側を自力では動かせない時は足首と膝を支えて身体の回転の動きに合わせて介助しながら，足を下ろして端坐位になる．

Memo

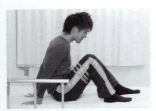

図2 ◆股関節過屈曲

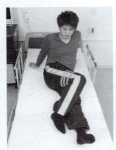

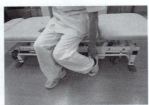

図3 ◆股関節屈曲内転内旋位

〈危険坐位〉
- 股関節過屈曲（図2），股関節屈曲内転内旋位（図3）はベッド上でとりやすい危険坐位であり，注意が必要である．
- 起き上がりやベッド上での動作時は脱臼しやすい姿勢があるため，とくに注意する．

腰椎手術後

- 腰がねじれないように横向きになる．

〈自力での寝返りが困難な場合の介助方法〉
- 患者に両膝を立ててもらい，介助者は自分から遠い側の膝と肩甲骨をサポートする．
- 患者の体幹と骨盤を一緒に手前に転がすように介助する（図4）．

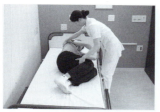
図4 ◆寝返り介助

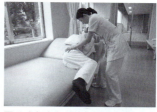
図5 ◆起き上がり介助

〈ベッドのコントローラーを患者が操作できる場合〉
- コントローラーを操作し,頭を上げながら足をベッドから下ろす.
- 足を下ろす時は,腰がねじれないよう注意する.
- 下側の肘と手で床を押しながら真横に起き上がる.
- 介助をするときは腰にねじれが入らないように注意しながら真横に起こしていく(**図5**).

ベッド上でできる関節可動域(ROM)訓練

- 安静度や禁忌により実施できないケースもあるため,主治医もしくは理学療法担当者と相談しながら導入していく.
- 痛みのない範囲でゆっくりと行う.
- 20〜30回を1セットとして,1日に2〜3回行う.

立ち上がり動作
- 椅子からの立ち上がりには,まず体幹の前屈動作が必要である.
- 高さ40cmの椅子からスムーズに立ち上がるためには股関節屈曲100〜120°程度,膝関節屈曲90〜100°程度が必要となる.

〈動きに制限がある場合の代償方法〉
- ベッドやベッド柵,もしくは車椅子のアームレス

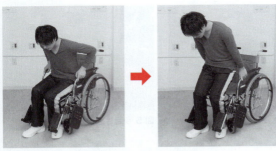

図6◆アームレストを利用した立ち上がり

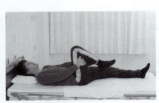

図7◆股関節屈曲

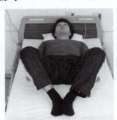

図8◆開排

トに手をついて,上方へ伸びあがるように立ち上がる(**図6**).
- 立ち上がりやすくするために,座面の高さを上げておくことも有効である.

股関節周囲

〈股関節屈曲(**図7**)〉
- 大腿部の後ろに両手を回して身体に引き寄せる.
- 手が回らない場合はタオルを回して引っ張るとよい.
- 脱臼のリスクがある場合は,膝が内側に入らないように注意する.

〈開排(**図8**)〉
- 両膝を立てて,膝を外に開く.

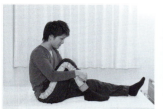
図9 ◆膝関節屈曲

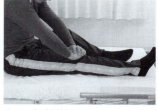
図10 ◆膝関節伸展

- 変形性股関節症の患者は，股関節内転筋が硬いことが多いが，ストレッチをして外転外旋可動域を改善することが脱臼の予防にもつながる．

膝関節周囲
- 持続的他動運動（CPM）機器でのROMが導入されている場合でも，患者自身で動かす意識をもってもらうことが大切である．

〈膝関節屈曲〉
- 長坐位になり患側の膝を抱える（**図9**）．

〈膝関節伸展〉
- 長坐位になり，患側の膝を上から押す（**図10**）．
- 伸展制限があっても，ADL上あまり不都合が生じないために見落としがちである．伸展制限があると歩容がくずれ，将来腰痛やほかの関節の痛みの原因になるおそれがあるため，積極的な改善が必要である．

Memo

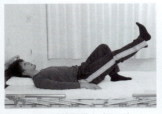
図11 ◆ 下肢伸展挙上（SLR）

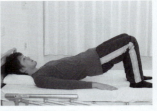
図12 ◆ ブリッジ

筋力トレーニング

- 離床，リハビリテーションが進み車椅子から歩行へ移行していくと，安定した歩行を獲得するために下肢の筋力強化が重要となる．
- どこの筋肉を強化しているのかを意識してもらい，ゆっくり呼吸しながら行うことが大切である．
- 安静度や禁忌により実施できないケースもある．強度や回数に関しても主治医もしくは理学療法担当者と相談しながら導入していく．
- 痛みのない範囲でゆっくりと行う．
- 10～20回を1セットとして，2～3回行う．

股関節

〈下肢伸展挙上（SLR）（図11）〉
- 股関節屈曲筋強化のために行う．
- 腰痛予防のために反対側の膝を立てて行う．
- 可能であれば，下肢を上げたところで3～5秒程度止めてからゆっくり下ろす．

〈ブリッジ（図12）〉
- 股関節伸展筋強化のために行う．
- 腰痛がある場合には痛みの出現に注意する．
- THA前方アプローチの場合は，股関節伸展により脱臼のおそれがあるため，殿部を上げすぎないように注意する．

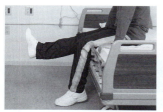
図13 ◆ 大腿四頭筋強化

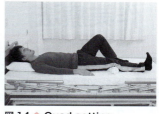
図14 ◆ Quad-setting

膝関節
〈大腿四頭筋強化〉
- 端坐位で一側の膝を伸ばし，伸ばしたところで数秒止めてゆっくり下ろす（**図13**）．

〈Quad-setting〉
- 膝の下にバスタオルを丸めたものを置き，膝でバスタオルを下方に5秒間押し続ける（**図14**）．
- 大腿四頭筋に力が入っていることを確認する．
- 上記の大腿四頭筋強化運動で痛みが出現する患者や，膝の関節運動が禁止されている患者でも実施できる．

◆引用・参考文献
1) 高久徳子ほか：理学療法．整形外科ビジュアルナーシング（近藤泰児監），p.192-196，学研メディカル秀潤社，2015．
2) 葛川元ほか：整形外科と早期離床 ポケットマニュアル．丸善出版，2011．
3) 富士武史監：整形外科疾患の理学療法．金原出版，2003．
4) 今利英子ほか：整形外科看護 ＴＨＡ後のトランスファー．メディカ出版，2013．
5) 落合慈之監：整形外科疾患ビジュアルブック 第2版．学研メディカル秀潤社，2018．

Memo

作業療法

目的

* 普段の生活で行う行為である「作業活動」を手段として，さまざまな訓練を介して諸機能の回復・維持を促し，身辺動作など主体的な活動の獲得を図る．
* 生活していくために必要な動作や社会に適応する能力の維持・改善を目標とする．

訓練の種類

- 訓練には以下のような種類がある．
- ・機能回復訓練
- ・日常生活動作（ADL）訓練（移動，食事，排泄，入浴などの日常生活動作に関する訓練）
- ・手段的日常生活動作（IADL）訓練（買い物，電話，外出などADLよりも高い自立した日常生活を送るための訓練）
- ・職業関連活動の訓練（作業耐久性の向上，作業手順の習得，就労環境への適応などを目指す訓練）
- ・福祉用具の使用などに関する訓練

整形外科領域で対象となる疾患

- 以下の疾患が対象となる．
- ・手の外科疾患（骨折・腱損傷など）
- ・肩関節疾患（肩関節周囲炎・腱板損傷など）
- ・脊椎・脊髄疾患　　　　　　　　　　など
- 医師の指示のもと，上記の疾患の患者に訓練，指導や支援を行う．
- ここでは手の外科疾患（骨折・腱損傷など）における作業療法を例として，各種訓練を示す．

機能回復訓練

- 手術後早期から医師と連携し，専門的知識・技術

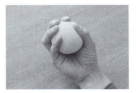
図1 ◆ 把持動作

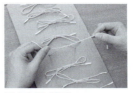
図2 ◆ 両手動作

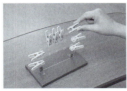
図3 ◆ つまみ動作

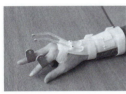

手術した指を自力で動かすための練習用スプリント

図4 ◆ 動的（ダイナミック）スプリント

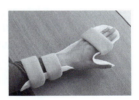

可動性がなく，主に夜間に用いられるスプリント

図5 ◆ 静的（スタティック）スプリント

をもとに治療を実施し，損傷された手を「生活する（できる）手（useful hand）」としての機能回復を目指す．

- 関節可動域（ROM）訓練や筋力増強訓練，つかむ（握る），つまむ，物品の操作など，身の回りにある道具を用いて，上肢機能回復訓練（**図1〜3**）を行う．
- 必要に応じ，身体にあった装具（スプリント）の作成および確認を行い，装具を用いた訓練や治療を実施する（**図4，5**）．

ADL 訓練

- ヘッドアップ坐位がとれるようになれば，食事や整容といった動作から ADL 訓練を開始することが多い．
- 訓練開始の際は，起立性低血圧やバランス能力を考慮するよう注意する．

食事動作

- 坐位バランスをコントロールするための残存機能と，食具などを操作するための残存機能がうまく分離できている段階で開始することが望ましい．
- 残存機能レベルに応じて関連する自助具（**図 6, 7**）を使用して食事動作を行えるようにする．
- 訓練は，リハビリテーションでの模擬的なものと，病棟での生活のなかでの実際的なものとを併用していくが，無理に進めると食事を楽しめず，食事量が増えないといったことも起こるため注意が必要である．

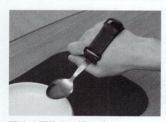

図 6 ◆ 万能カフ付スプーン

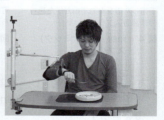

図 7 ◆ ポータブル・スプリング・バランサーを用いた食事動作の例

更衣動作

- 損傷部位を保護しながら行うため,着脱の順序の指導やボタンやファスナーの操作など,巧緻動作を行いにくい患者には自助具(**図8, 9**)の紹介や使用方法の練習も行う.
- 動作が十分に回復していない時期には,着脱しやすい前開きの衣服が望ましい.
- 着る時は損傷側の袖を先に通し,肩まで着せて反対側の袖を通す(**図10**).
- 脱ぐ時は非損傷側の肩を脱がせてから上肢を袖から抜き,損傷側の袖を抜く.

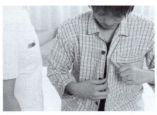

図8 ◆ ボタンエイドを用いた更衣動作訓練

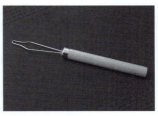

図9 ◆ ボタンエイド

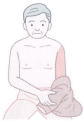

①障害のある手から袖を通す

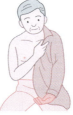

②肩まで着る(肘くらいまで袖口を上げておくと脱げにくい)

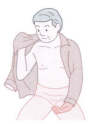

③障害のない手を後ろに回し,袖を通してもう片側も着る

図10 ◆ 前開きシャツの着方

腱板損傷に対するリハビリテーション例

- 腱板とは，肩甲骨と上腕骨をつなぐ4つの筋肉（棘上筋，棘下筋，小円筋，肩甲下筋）の腱の総称で，肩の関節を安定させるはたらきをもつものである．
- 腱板手術後は，外転装具による固定をしっかりと行う．

〈自主訓練〉

・握り運動（術直後〜）：
　タオル，ボールなどを繰り返し握る．握る強さは痛みのない範囲で行う
・肩すくめ運動（術直後〜）：
　固定バンドを装着したままの状態で肩甲挙上運動を行う
・振り子運動（術後2週以降）：外転装具を装着したままの状態で，肘より遠位を装具から出し，非術側上肢をテーブルの上に置いて前屈し立つ．術側上肢をリラックスさせて，腕を下に垂らして，その腕の重さを利用して振り子のように前後に振る．

応用動作訓練

- 患者の訴えや思いを治療のなかで聴き取り，自宅でのリハビリテーションも含め，ADL・IADL・仕事において損傷部分をどのように使っていくか，回復段階やその後の予後も含めて具体的に提示する．
- 必要な場合は，運動機能訓練のみでなく，IADL訓練，作業耐久性の向上，作業手順の習得，就労環境への適応などを目指す職業関連活動の訓練や指導も行う．

①机上に術側上肢を置く

②腰に外転クッションを装着する（この際外側に上肢をひねらないように注意する）

③術側上肢を非術側上肢で保持し，装具の中に入れる

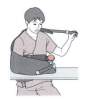
④背中から肩ストラップを回して装着する

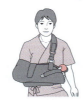
⑤完成．肘関節は90°屈曲で左右の高さは平行とする

図11 ◆ 外転装具の装着方法

◆引用・参考文献
1) 渡部敦子ほか：作業療法．整形外科ビジュアルナーシング（近藤泰児監）．p.187-191，学研メディカル秀潤社，2015．
2) 越智光夫監：肩関節鏡下手術．p.403-414，文光堂，2010．
3) 齊藤慶一郎編：リハ実践テクニック ハンドセラピィ．p.248-271，メジカルビュー社，2014．

Memo

移乗
（ベッド→車椅子 / 車椅子→ベッド）

目的

* 患者の床上安静をできるだけ最小限にし，状態に応じて早期に坐位から立位，歩行を促して離床させ，日常生活へとつなげる．

実際

移乗（トランスファー）の概要
- 整形外科疾患では患部の安静や患肢挙上が必要な場合や免荷等により歩行困難な場合の移動手段として車椅子を使用し，早期離床を図る．

車椅子の選び方
- 患者の坐位能力，姿勢，移動能力，安静度，患肢の状態などに合わせて選択する．

〈普通型車椅子〉（図 1）
- 普通型車椅子は，坐位保持能力が高い患者に使用する．
- フットレストにエレベーション機能がある車椅子

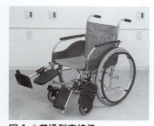

図 1 ◆ 普通型車椅子

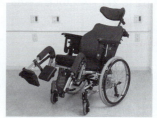

図 2 ◆ ティルト・リクライニング車椅子

- は下肢挙上安静が必要な患者でも乗車可能である．
- アームレストが可動式，もしくは取り外し可能なものはトランスファーの介助量を軽減できる．

〈ティルト・リクライニング車椅子〉（図2）
- ティルト・リクライニング車椅子は，坐位保持能力が低い患者，耐久性が低い患者，起立性低血圧がある患者に使用する．

トランスファー：
人工股関節置換術（THA）術後の例

〈ベッド→車椅子〉
1. 健側に車椅子をセットする．
   - THA術後では，患側の股関節が過屈曲にならないようにベッドを高めに設定する
   - 車椅子側にできるだけ近付き，車椅子側の殿部を前へずらす．患側の足を少し前に出す
2. ベッド柵と車椅子の手前のアームレストをつかみ，ゆっくりと立ち上がる（**図3-①，②**）．体幹を前傾させ，患側の股関節が過度に屈曲しないよう注意する．
3. 奥のアームレストに持ち替え，ゆっくり回転しながら，殿部を車椅子のほうへ向けてもらう（**図3-③**）．回転する時，体をひねって患側の股関節が内旋位にならないよう注意する．
4. 両手でアームレストをつかみ，患側の足を少し前に出し，手で支えながらゆっくり腰を下ろし座る（**図3-④**）．その際，体幹は前傾させない．

〈車椅子→ベッド（患足からのアプローチ）〉
1. 殿部を座面の前へずらし，健側の足は少し後ろに引き，患側の足は少し前に出す．アームレストをつかんで立ち上がる（**図4-①**）．
2. ベッド側の手はベッド柵に持ち替える．ゆっく

り回転しながら，殿部をベッドのほうへ向けて車椅子のアームレストも近いほうへ持ち替える（**図4-②**）．

3. 患側の足を少し前に出し，ベッド柵と反対側の手をベッドにつきながらゆっくり腰を下ろして座る（**図4-③**）．

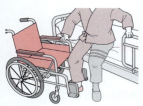

①ベッド柵とアームレストをつかむ　　②ゆっくり立ち上がる

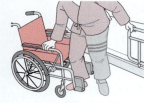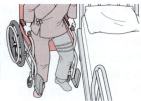

③殿部を車椅子のほうに向ける　　④ゆっくり腰を下ろす

図3 ◆ベッドから車椅子へのトランスファー

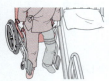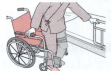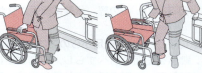

①ゆっくり立ち上がる　　②殿部をベッドのほうに向ける　　③ゆっくり腰を下ろす

図4 ◆車椅子からベッドへのトランスファー

トランスファー介助時のポイント

〈立ち上がり・立位保持が不安定な場合〉

- 前方から両脇を支えて立ち上がり，回転の方向を誘導する（**図5-①，②**）．

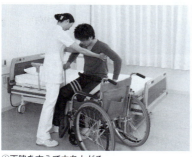 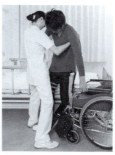

①両脇を支えて立ち上がる　②回転の方向を誘導する

図5 ◆ トランスファー時の立ち上がり・立位保持介助

Memo

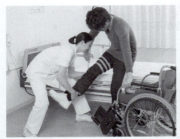 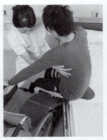

図6 ◆ 免荷の患側トランスファー介助　　図7 ◆ トランスファーボードの使用

〈免荷の場合〉
- 患側の膝窩と足首の2か所をもち，患者の動きに合わせてゆっくり動かす（図6）．
- 片手で持ち上げると痛みを誘発する可能性があるため，両手で優しく持ち上げる．

〈トランスファーボードの使用〉
- アームレストがはずれる車椅子であれば，トランスファーボードを使用することで介助量が軽減でき，患者も楽に移乗できる（図7）．
- 移動先の高さが少し低くなるようベッドの高さを調整する．
- 移動する側のお尻に体重を預けてもらい，滑らせるように移動する．

◆引用・参考文献
1) 高久徳子ほか：移乗．整形外科ビジュアルナーシング（近藤泰児監），p.197-199，学研メディカル秀潤社，2015．
2) ベンクト・エングストローム：からだにやさしい車椅子のすすめ（高橋正樹ほか訳），三輪書店，1994．
3) 今利英子ほか：THA後のトランスファー．整形外科看護の基本看護技術②，整形外科看護 18 (5)：26-36，2013．

歩行補助具

目的

* 安定した歩行の獲得を目指す．
* ADL・QOL を向上させる．

概要

- 歩行を補助する器具には歩行器と杖がある．整形外科疾患では，痛みの軽減，患肢免荷など患者の状態に応じて必要な歩行補助具を選択する．

歩行器

- 歩行器は，筋力低下のため立位・歩行バランスが悪く，歩行が困難な場合，術後疼痛や治療のために体重負荷を減らす必要がある場合などに使われる．
- 歩行能力の程度としては，平行棒内歩行と杖歩行の中間に位置する患者が主な対象となる．

四輪型歩行器（キャスターウォーカー）（図1）

- 前腕を歩行器の上に置き，体重を支持して歩行する．

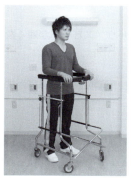

図1 ◆ 四輪型歩行器

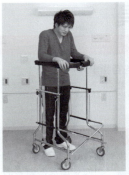
図2 ◆ 高すぎる場合

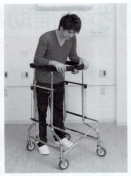
図3 ◆ 低すぎる場合

- ブレーキがないタイプが多いため,スピードのコントロールが必要になる.

〈使用方法〉
- 手を下ろして肘を90°に曲げた高さになるようフレームの高さを合わせる.
- 目線を下に向けない.
- 前に寄りかかって上体が前傾しないように注意する.
 ・高すぎる場合:
  肩が上がって,肘が開いてしまう(**図2**)
 ・低すぎる場合:
  背中が丸くなり目線が下がり,スピードが速くなる(**図3**)

〈適応〉
- 平行棒内歩行と杖歩行の中間に位置する患者が主な対象となる.

固定式歩行器（ピックアップウォーカー）（図4）
〈使用方法〉
- 両手で歩行器を持ち上げて前に出し，歩行器に体重をあずけながら足を出して進む．

〈適応〉
- 立位バランスが良く，上肢筋力が保たれている必要がある．
- 患肢免荷で松葉杖歩行が不安定な患者に用いることがある．

前輪付き歩行器（図5）
〈使用方法〉
- 持ち上げず，前に押しながら進む．

〈適応〉
- 上肢の筋力が弱い患者に向いている．

交互式歩行器（図6）
〈使用方法〉
- 左右のフレームを片側ずつ交互に持ち上げ，前に出しながら進む．

〈適応〉
- 固定式歩行器にくらべ，立位バランス，上肢筋力ともに必要とされない．

歩行補助具

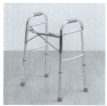
図4 ◆固定式歩行器

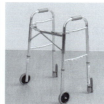
図5 ◆前輪付き歩行器

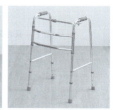
図6 ◆交互式歩行器

杖

松葉杖

- 脇で挟み，手で支持をする．上肢をしっかり固定し体重を支えることができるため，免荷用としてすぐれ，安全性も高い．
- 上肢の筋力，バランス能力が必要とされる．

〈使用方法〉
- 長さの調整（**図7**）
・杖の先端を左右のつま先からそれぞれ前15cm，横15cmのところへつく．
・脇は指が2〜3本入る高さ，グリップは大転子ぐらいになるように調整する．
・松葉杖はグリップ部分の手で体重を支えるものである．脇で体重を支えると循環障害や神経障害が出るおそれがある．

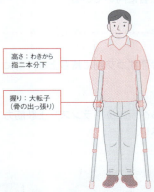

高さ：わきから指二本分下

握り：大転子（骨の出っ張り）

図7 ◆ 長さの合わせ方

● 歩き方
1. 左右両方の松葉杖を前に出す．大きく出しすぎないようにする（**図8-①**）．
2. 松葉杖の上部が脇から抜けないように脇を締めて，グリップで体重を支えながら，身体全体を前に振り出す（**図8-②**）．
3. 健側を松葉杖の少し前につく（**図8-③**）．

・目線が下がると背中が丸くなって松葉杖が脇から抜けやすくなる．
・介助する時は，後ろから患者の上腕上部で松葉杖をはさむように行う（**図9**）．
・患側に体重がかけられるようになって，片松葉杖になった時は，患側と反対側に松葉杖を持つ（**図10**）．
・椅子から立ち上がる時，椅子へ座る時は，松葉杖を脇から抜いてから行うよう指導する（**図11**）．
・松葉杖での階段の昇降は以下のように行う．
　上り：①健側→②（両）松葉杖＋患側（**図12-①**）
　下り：①（両）松葉杖＋患側→②健側（**図12-②**）

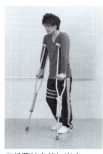 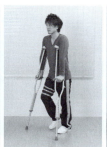 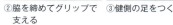

①松葉杖を前に出す　②脇を締めてグリップで支える　③健側の足をつく

図8 ◆ 松葉杖の使用

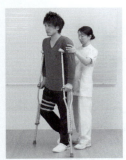
図9 ◆松葉杖の介助

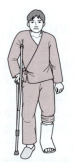
図10 ◆片松葉杖

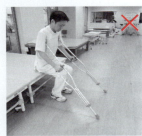
図11 ◆松葉杖使用時の立ち上がり

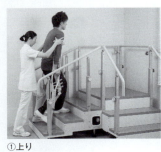
①上り

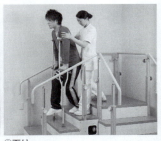
②下り

図12 ◆階段昇降

T字杖
〈使用方法〉
● 長さの調整（図13）

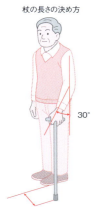

図13 ◆ T字杖の理想的な長さ

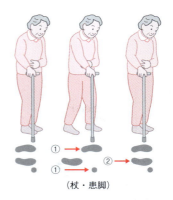

(杖・患脚)

図14 ◆ 2点動作歩行
①杖と杖の反対側の足を同時に出す→
②杖側の足を出す

- 杖の先端を杖を持っている側の足の小指から前へ15cm,外へ15cmのところへつく.
- 肘が軽く（約30°）曲がるくらいに調整する.
- 歩き方
- 2点動作歩行：支持する点を2点と1点で交互にくり返す歩行である（**図14**）．痛みが少なく,杖歩行に慣れてきた患者に適用される.
- 3点動作歩行：支持する点が常に2点ある歩行である（**図15**）．痛みがある患者,杖歩行に不安がある患者に適用される.

その他の杖

- ロフストランド杖（**図16**）：前腕を支えるカフが付いているため,カフとグリップの2か所で体重を支えることができ,T字杖より体重を支えやすく,安定する.
- プラットホームクラッチ（**図17**）：リウマチ杖ともよばれ,前腕で体重を支えるため手首への負担を軽減することができる.

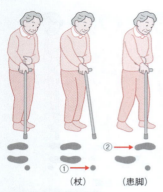

図15 ◆ 3点動作歩行

①杖を出す→②杖と反対側の足を出す→③杖側の足を出す

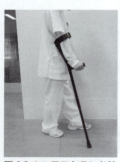

図16 ◆ ロフストランド杖

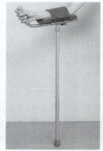

図17 ◆ プラットホームクラッチ

◆ **引用・参考文献**

1) 高久徳子ほか：歩行補助具．整形外科ビジュアルナーシング（近藤泰児監），p.200-203，学研メディカル秀潤社，2015．
2) 日本整形外科学会ほか監：義肢装具のチェックポイント．第5版，医学書院，2001．

関節可動域(ROM)測定・訓練

目的

* 関節の動きを阻害している因子,障害の程度を把握する.
* 治療および治療効果の判定を行う.

概要

- 関節が動く範囲を,関節可動域(ROM)という.
- 角度計を用いて角度で表示する.
- まず自動運動を行ってもらい,動きや痛みの範囲を確認してから他動運動を行い測定する.

ROM測定

- ROMと測定方法について,**表1**に示す.

Memo

表1 ◆ 関節可動域(ROM)と測定方法

A. 上肢

部位名	運動方向	参考可動域角度	基本軸	移動軸	測定部位および注意点	参考図
肩甲帯	屈曲	20	両側の肩峰を結ぶ線	頭頂と肩峰を結ぶ線		
	伸展	20				
	挙上	20	両側の肩峰を結ぶ線	肩峰と胸骨上縁を結ぶ線	背面から測定する	
	引き下げ(下制)	10				
肩 (肩甲帯の動きを含む)	屈曲(前方挙上)	180	肩峰を通る床への垂直線(立位または坐位)	上腕骨	前腕は中間位とする 体幹が動かないように固定する 脊柱が前後屈しないように注意する	
	伸展(後方挙上)	50				
	外転(側方挙上)	180	肩峰を通る床への垂直線(立位または坐位)	上腕骨	体幹の側屈が起こらないように、90°以上になったら前腕を回外することを原則とする →[その他の部位]参照	
	内転	0				
	外旋	60	肘を通る前額面への垂直線	尺骨	上腕を体幹に接して、肘関節を前方90°に屈曲した肢位で行う 前腕は中間位とする →[その他の部位]参照	
	内旋	80				
	水平屈曲	135	肩峰を通る矢状面への垂直線	上腕骨	肩関節は90°外転位とする	
	水平伸展	30				
肘	屈曲	145	上腕骨	橈骨	前腕は回外位とする	
	伸展	5				
前腕	回内	90	床への垂直線	手指を伸展した手掌面	肩の回旋が入らないように肘を90°に屈曲する	
	回外	90				
手	屈曲(掌屈)	90	橈骨	第2中手骨	前腕は中間位とする	
	伸展(背屈)	70				
	橈屈	25	前腕の中央線	第3中手骨	前腕を回内位で行う	
	尺屈	55				

(次ページへ続く)

表1（続き）

B. 手指

部位名	運動方向	参考可動域角度	基本軸	移動軸	測定部位および注意点	参考図
母指	橈側外転	60	示指（橈骨の延長上）	母指	運動は手掌面とする以下の手指の運動は、原則として手指の背側に角度計を当てる	
	尺側内転	0				
	掌側外転	90			運動は手掌面に直角な面とする	
	掌側内転	0				
	屈曲(MCP)	60	第1中手骨	第1基節骨		
	伸展(MCP)	10				
	屈曲(IP)	80	第1基節骨	第1末節骨		
	伸展(IP)	10				
指	屈曲(MCP)	90	第2～5中手骨	第2～5基節骨	→[その他の部位]参照	
	伸展(MCP)	45				
	屈曲(PIP)	100	第2～5基節骨	第2～5中節骨		
	伸展(PIP)	0				
	屈曲(DIP)	80	第2～5中節骨	第2～5末節骨	DIPは10の過伸展を取りうる	
	伸展(DIP)	0				
	外転		第3中手骨延長線	第2, 4, 5指軸	中指の運動は橈側外転、尺側外転とする →[その他の部位]参照	
	内転					

（次ページへ続く）

表1（続き）

C. 下肢

部位名	運動方向	参考可動域角度	基本軸	移動軸	測定部位および注意点
股	屈曲	125	体幹と平行な線	大腿骨（大転子と大腿骨外顆の中心を結ぶ線）	骨盤と脊柱を十分に固定する 屈曲は背臥位, 膝屈曲位で行う 伸展は腹臥位, 膝伸展位で行う
	伸展	15			
	外転	45	両側の上前腸骨棘を結ぶ線への垂直線	大腿中央線（上前腸骨棘より膝蓋骨中心を結ぶ線）	背臥位で骨盤を固定する 下肢は外旋しないようにする 内転の場合は, 反対側の下肢を屈曲挙上してその下を通して内転させる
	内転	20			
	外旋	45	膝蓋骨より下ろした垂直線	下腿中央線（膝蓋骨中心より足関節内外果中央を結ぶ線）	背臥位で, 股関節と膝関節を90°屈曲位にして行う 骨盤の代償を少なくする
	内旋	45			
膝	屈曲	130	大腿骨	腓骨（腓骨頭と外果を結ぶ線）	股関節を屈曲位で行う
	伸展	0			
足	屈曲（底屈）	45	腓骨への垂直線	第5中足骨	膝関節を屈曲位で行う
	伸展（背屈）	20			
足部	外がえし	20	下腿軸への垂直線	足底面	足関節を屈曲位で行う
	内がえし	30			
	外転	10	第1, 第2中足骨のあいだの中央線	同左	足底で足の外縁または内縁で行うこともある
	内転	20			
母指（趾）	屈曲（MTP）	35	第1中足骨	第1基節骨	
	伸展（MTP）	60			
	屈曲（IP）	60	第1基節骨	第1末節骨	
	伸展（IP）	0			
足指	屈曲（MTP）	35	第2〜5中足骨	第2〜5基節骨	
	伸展（MTP）	40			
	屈曲（PIP）	35	第2〜5基節骨	第2〜5中節骨	
	伸展（PIP）	0			
	屈曲（DIP）	50	第2〜5中節骨	第2〜5末節骨	
	伸展（DIP）	0			

（次ページへ続く）

表1（続き）

D. 体幹

部位名	運動方向		参考可動域角度	基本軸	移動軸	測定部位および注意点
頭部	屈曲（前屈）		60	肩峰を通る床への垂直線	外耳孔と頭頂を結ぶ線	頭部体幹の側面で行う 原則として腰かけ坐位とする
	伸展（後屈）		50			
	回旋	左回旋	60	両側の肩峰を結ぶ線への垂直線	鼻梁と後頭節を結ぶ線	腰かけ坐位で行う
		右回旋	60			
	側屈	左側屈	50	第7頸椎棘突起と第1仙椎の棘突起を結ぶ線	頭頂と第7頸椎の棘突起を結ぶ線	体幹の背面で行う 腰かけ坐位とする
		右側屈	50			
胸腰部	屈曲（前屈）		45	仙骨後面	第1胸椎棘突起と第5腰椎棘突起を結ぶ線	体幹側面より行う 立位、腰かけ坐位、側臥位で行う 股関節の運動が入らないように行う →［その他の部位］参照
	伸展（後屈）		30			
	回旋	左回旋	40	両側の後上腸骨棘を結ぶ線	両側の肩峰を結ぶ線	坐位で骨盤を固定して行う
		右回旋	40			
	側屈	左側屈	50	ヤコビー線の中点に立てた垂直線	第1胸椎棘突起と第5腰椎棘突起を結ぶ線	体幹の背面で行う 腰かけ坐位または立位で行う
		右側屈	50			

E. その他の部位

部位名	運動方向	参考可動域角度	基本軸	移動軸	測定部位および注意点
肩（肩甲骨の動きを含む）	外旋	90	肘を通る前額面への垂直線	尺骨	前腕は中間位とする 肩関節は90°外転し、かつ肘関節は90°屈曲した肢位で行う
	内旋	70			
	内転	75	肩峰を通る床への垂直線	上腕骨	20°または45°肩関節屈曲位で行う 立位で行う
母指	対立				母指先端と小指基部（または先端）との距離（cm）で表示する
指	外転		第3中手骨延長線	第2, 4, 5指軸	中指先端と第2, 4, 5指先端との距離（cm）で表示する
	内転				
	屈曲				指尖と近位手掌皮線または遠位手掌皮線との距離（cm）で表示する
胸腰部	屈曲				最大屈曲時、指先と床の間の距離（cm）で表示する

F. 顎関節

顎関節	・開口位で上顎の正中線で、上歯と下歯の先端とのあいだの距離（cm）で表示する ・左右偏位は上顎の正中線を軸として下歯列の動きの距離を左右とも cm で表示する ・参考値は上下第1切歯列対向線間の距離5.0cm、左右偏位は1.0cmである

病棟でできる ROM 訓練（他動運動）

- 理学療法士，作業療法士，医師などと情報を共有し，ともに計画を立案し，ともに実施するようにする．

手指屈曲・伸展

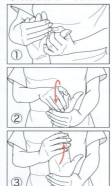

図1 ◆ 手指屈曲・伸展

1. 母指以外を片手で保持する．
2. もう片方の手で，母指から下を保持する．
3. 母指をゆっくりと根元から屈曲・伸展させる（図1-①）．
4. 母指以外の指全体を包み込むようにして屈曲させる（図1-②）．
5. 小指側から指全体を広げるように，ゆっくりと伸展させる（図1-③）．

手関節掌屈・背屈

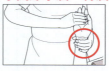

図2 ◆ 手関節掌屈・背屈

1. 片方の手で患者の手首を保持し，前腕を固定する．
2. 手首を前後にゆっくりと掌屈・背屈させる（図2）．

Memo

肘関節屈曲

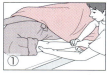
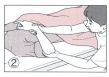

図3 ◆ 肘関節屈曲

1. ベッドに患者の腕を置き，一方の手で肘関節を支え，もう一方の手で手首から下を支える（図3-①）．
2. 肘をゆっくりと屈曲させる（図3-②）．

前腕回内・回外

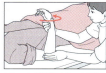

図4 ◆ 前腕回内・回外

1. 片方の手で患者の肘を固定し，もう片方の手で手首を保持する．
2. 患者の掌を内側・外側にゆっくりと回す（回内・回外）（図4）．

Memo

肩関節屈曲

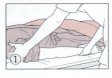
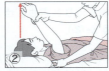
図5 ◆肩関節屈曲

1. 腕をまっすぐに伸ばし，ベッドの上に置く．
2. 肩関節と前腕を下から支えるように保持し，もう片方の手で手首を保持する（**図5-①**）．
3. そのまま腕を患者の頭上までゆっくりと，まっすぐに上げる（**図5-②**）．
4. ゆっくりと元に戻す．
- 腕を上げる際に，ねじれて外側に向いてしまうと肩関節にねじれ・脱臼を起こす可能性があるため，腕をまっすぐに持ち上げ動かすことを徹底する．

足関節背屈

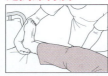
図6 ◆足関節背屈

1. 下肢をベッドの上にまっすぐにして，片方の手で踵の下から包み込むように保持する．
2. もう一方の手で，膝は伸ばしたまま下から支える．
3. 前腕で足底をゆっくり押しながらアキレス腱を伸ばし，元に戻す（**図6**）．

Memo

下肢屈曲

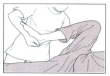

図7 ◆ 下肢屈曲

1. 片方の手で踵を下から支えるように保持し,前腕でつま先を支える.
2. もう一方の手で膝の裏を支える.
3. この状態で,股関節と膝関節をゆっくりと屈曲させる(図7).
4. ゆっくりと元に戻す.

開排

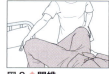

図8 ◆ 開排

1. 膝・足部を閉じたまま,膝を立てる.
2. 両膝を両手で支える.
3. 足部の位置は動かさず,ゆっくりと膝を左右へ広げる(図8).

股関節外転

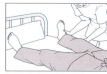

図9 ◆ 股関節外転

1. 一方の手で踵を下から保持する.
2. もう一方の手で,患者の膝の裏を保持する.
3. ベッド面に沿って,股関節を外側へゆっくり動かす(図9).

◆引用・参考文献
1) 日本整形外科学会:関節可動域表示ならびに測定法.日本整形外科学会雑誌69(1):240-250,1995.
2) 日本整形外科学会:関節可動域表示ならびに測定法.リハビリテーション医学,32(4):207-217,1995.
3) 葛川元ほか監:関節可動域テスト.整形外科と早期離床ポケットマニュアル,p.21,丸善プラネット,2009.

徒手筋力テスト（MMT）

目的

* 個々の筋力低下について評価する．
* ADL を介助なしに行えるかどうかの評価や神経障害の部位を知る．

概要

- 徒手筋力テスト（MMT）は，個々の関節または筋群の筋力を徒手的に検査する方法である．特別な機材は不要で，比較的検査の場所を選ばず行うことができる．
- 健康的な日常生活を営むためには，MMT で 3 以上の評価が必要とされる．そのため，ADL を介助なしに行えるかの判断は，MMT で 3 以上の評価が必要となる．

Memo

表1 ◆ MMTのスコア

数的スコア		質的スコア
5	Normal（正常）(N)	強い抵抗を加えても，可動域全体にわたり動かせる
4	Good (G)	抵抗を加えても，可動域全体にわたり動かせる
3	Fair (F)	抵抗を加えなければ重力に抗して，可動域全体にわたり動かせる
2	Poor (P)	重力を除去すれば，可動域全体にわたり動かせる
1	Trace (T)	筋の収縮がわずかに確認できる．関節運動は起こせない
0	Zero（活動なし）(O)	筋の収縮はまったくみられない

実際

- テストを行う間，患者にできるだけ不快感や痛みを与えることのないようにする．
- 開始前には「筋力のテストをしますね」と患者に声かけをして，協働して行う．

徒手による抵抗

- 上下肢などの身体部分がその可動域の最終まで動かした後に加える．あるいは，可動の最終域に置かれた身体部分に加える．

MMTの段階（表1）

- 0〜5までの数的スコアで記録される．
- 0はまったく活動性がない．
- 5は正常である．テストによって評価できる最大限の反応である．

検査方法

- 検査方法を表2に示す．

表2 ◆ MMTの主な検査方法

動作	主動作筋	支配神経	段階3（Fair）テスト	
肩甲帯挙上	僧帽筋（上）肩甲挙筋	副神経 C4～C6	「あなたの両肩を耳の方に引き上げてください」	抵抗がなければ、可動域を通して両肩を持ち上げることができる
肩関節屈曲	三角筋（前）烏口腕筋	C5・C6 C6・C7	「あなたの腕を前方に肩の高さまで挙げてください」	抵抗がなければ、患者は肩関節を90°まで屈曲することができる
肩関節外転	三角筋（中）棘上筋	C5・C6	「あなたの腕を外側に肩の位置まで挙げてください」	抵抗がなければ、患者は上肢を90°まで外転することができる
肘関節屈曲	上腕二頭筋 上腕筋 腕橈骨筋	C5・C6	「あなたの肘を曲げてください」	抵抗がなければ、患者は全可動域、肘関節を屈曲することができる
股関節屈曲	大腰筋 腸骨筋		「下肢を検査台から離れるように持ち上げてください」	患者は大腿を検査台から離し、中間位を保ちながら股関節を可動域の最後まで屈曲する。抵抗がなければ全可動域動かして、その位置を保持することができる

動作	主動作筋	支配神経	段階 3（Fair）テスト
膝関節伸展	大腿四頭筋	L2～L4	「膝をまっすぐ伸ばし、その位置に保ってください．私が曲げようとしても負けないようにしてください」 患者は，抵抗がなければ，可能な可動域全体にわたり膝関節を伸展する．ただし，0°を越えないようにする
足関節背屈内がえし	前脛骨筋	L4L5・S1	「足の甲を上へそらしてください」 患者は，抵抗がなければ，可動域全体を動かし，最終肢位を保つことができる

スクリーニングの実施（患者の動作・行動観察）

- 評価は効率よく，短時間で正確に行い，患者へ負担をかけないよう配慮する必要がある．
- MMT の詳しい評価を行う前にスクリーニングで患者のおおよその状態を把握し，必要な MMT の項目に絞って評価するようにするとよい．

坐位保持能力予測

- 背臥位のままブリッジをしてもらい，上がり方の程度により坐位保持能力が予測できる．
  ・不可：坐位困難
  ・不十分：介助で座れる程度
  ・十分：自力で坐位可能

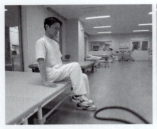 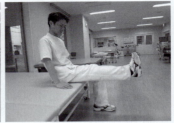

図1 ◆ 立ち上がり動作能力予測

立ち上がり動作能力予測

- 安定した坐位が可能であれば,股関節を屈曲し膝を上げ,そこから膝を伸ばす動作をしてもらう(図1).
- 下肢の上がり方がどの程度かで,立ち上がり動作能力が予測できる.
- ・ほとんど上がらない:立てない
- ・上がるが不十分:介助で立てる程度
- ・十分上がる:自力で立ちあがり可能
- THA術後の患者は股関節過屈曲にならないよう注意する.

◆引用・参考文献
1) Helen J.Hislopほか:筋力テスト.新・徒手筋力検査法,原著第9版(津山直一ほか訳),p.2,協同医書出版社,2014.
2) Helen J.Hislopほか:上肢の筋力テスト.新・徒手筋力検査法,原著第9版(津山直一ほか訳),p.92-263,協同医書出版社,2014.
3) 葛川元ほか監:整形外科と早期離床ポケットマニュアル.p.25,丸善プラネット,2009.

持続的他動運動（CPM）

目的

* 関節可動域を拡大する．
* 軟部組織の癒着を防止する．
* 関節硬縮を予防する．
* 皮膚，靭帯，軟骨，腱などの創治癒を促進する．
* 手術後の関節の疼痛を軽減し循環を改善する．

概要

- 持続的他動運動（CPM）とは，機器を用いた訓練で，人工膝関節置換術や人工股関節置換術，膝靭帯再建術，膝関節授動術，大腿骨骨折術後などに対して関節可動域（ROM）訓練の一環として行われる．
- 機器を用いることで，一定のスピード・可動域の他動運動を連続的に繰り返すことができる．
- 徒手によるROM訓練とくらべて患肢を保持する面積が広いため，安定感がある．

Memo

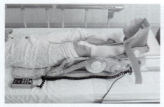 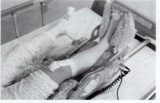

図1 ◆持続的他動運動（CPM）機器　図2 ◆患肢の装着

実際

準備
- CPM機器の動作確認を行う．
- 疼痛の有無，バイタルサインをチェックする．
- 患部に腫脹や熱感，出血などがないか確認する．
- CPMの実施を患者に説明し，状況に応じて排尿などをすませてもらう．
- 機器（図1）を平らなベッド上に設置する．

実施
- 感染予防のため，使用時は靴下やタオルを用いて足底部を保護する（図2）．
- 大腿・下腿の長さと，足関節の角度を調整する．
- 膝関節とターゲット線が合っているか，足底板に足底がついているかを確認し，殿部が動かないように，足部と大腿部をベルトで固定する．
- 速度と可動域（関節屈曲時の角度と伸展時の角度）の設定を行う．可動域は主治医の指示による．
- コントロールスイッチのONとOFFの使用方法を患者に説明し，作動させる．
- 異常を感じた場合は，機器をOFFにしてナースコールを押すように説明する．
- コントロールスイッチを患者の手元に置く．
- 機器が作動したら，屈曲と伸展の状況，疼痛の有無と程度を確認する．

観察項目
- 実施前後は，患部の疼痛や熱感・腫脹の有無を観察し，異常があれば医師に報告する．
- 作動中は，患者の訴えや表情から疼痛の状況，皮膚のつっぱり感を確認する．
- 屈曲・伸展が無理なく実施できているかを観察する．

ケアのポイント
- 初回実施時は，疼痛を伴う場合がある．患者の訴えや表情を確認しながら，無理のない設定に変更する．
- 実施後，膝周囲に熱感があればクーリングを行い，安静にする．
- 使用時間は患者のペースに合わせながら，医師の指示により屈曲角度を1日10°程度拡大し，ROMのアップにつなげる．
- 屈曲運動の際に，殿部を浮かさないように指導する．
- 必要に応じて，実施前に鎮痛薬を使用する．
- 膝の痛みの増強や足のしびれが出現した際は，すぐに看護師に伝えるよう説明する．疼痛が強い時は，無理に続行せず，使用を中止する．

Memo

表1 ◆ CPMサイズ表

レール表記	A	B	C	D	E	F	G	H	I
身長 (cm)	120	130	140	150	160	170	180	190	200

使用上の注意事項

- 術後感染,出血や炎症のある患者の場合,運動によって創部の悪化をまねきやすいため,注意が必要である.
- 人工関節が不安定な患者,易脱臼性のある患者は,機器の装着時と終了時に股関節脱臼(内転・内旋)を生じる可能性があるため,注意が必要である.
- 可能性関節炎,腱鞘炎がある場合は,CPMは禁忌となる.
- 靱帯再建術後では過伸展・過屈曲により移植腱にストレスがかかり緩んでしまう危険性があるため,医師に角度を確認する.
- 脚の長さの設定は身長を目安にロッキングレバーを使用して,AからIの間で調整する(**表1**).

◆引用・参考文献
1) 砂山稔喜ほか:関節可動域測定と持続的他動運動(CPM),整形外科ビジュアルナーシング(近藤泰児監), p.206-212, 学研メディカル秀潤社, 2015.
2) 山元恵子監:関節可動域運動,写真でわかる整形外科看護, p.78-81, インターメディカ, 2009.

Memo

外傷等の緊急性の高い患者の見方

目的

* 治療の優先順位の決定の際,「重症度」よりも「緊急度」を重視し,防ぎ得た外傷死(PTD)を回避する.
* 救命のために患者の生理学的状態から緊急度を把握し,治療の優先順位を判断する.

外傷の初期診療の概要

- 外傷の初期診療では,防ぎ得た外傷死(PTD)を回避するために,「重症度」よりも「緊急度」を重視する.
- 緊急度とは生命を脅かす危険性のことでそれぞれの損傷に対する時間的猶予の程度を意味している[1].
- 緊急度は必ずしも重症度と相関するものではなく,治療の優先順位の決定には緊急度の把握が重要であり,救命のためには患者の生理学的状態から治療の優先順位を判断することが基本となる.
- 経過や予後を可能な限り良好なものとするために,定型化された診療手順に沿って,迅速に評価・処置を行う(**図1**).

自施設での外傷初期診療手順

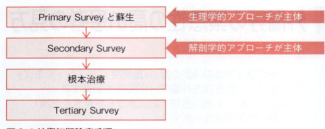

図1 ◆外傷初期診療手順

文献1）をもとに作成

実際

Primary survey
- 蘇生処置の必要性を判断するために，ABCDEアプローチ（**図2**）による生理学的な徴候を評価する．

〈A：Airway（気道の開放）〉
- 患者に話しかけて，気道の開放が確実かを確認する．
  - 発語あり→気道は開通していると判断
  - 発語なし→胸郭挙上の有無・呼吸音・空気の出入りを確認し評価
    - あり→気道は開通している
    - なし→気道確保等を行い再度評価する
- 外傷患者には，頸椎・頸髄損傷が隠れている可能性が高いため，気道の観察を行う際は頭部・頸椎を愛護的に扱う．

〈B：Breathing（呼吸管理）〉
- 視診・聴診・触診・打診により，呼吸様式の異常と胸部外傷を示唆する所見を確認する．
- ①視診：呼吸回数（頻呼吸・徐呼吸の有無）
  呼吸様式（努力様でないか，奇異運動の有無）
  胸郭の挙上（十分であるか，左右差の有無）

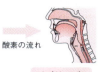

酸素の流れ

A（Airway）
気道の異常

D（Dysfunction of CNS）
中枢神経系の異常

E（Environmental control）
その他の補正すべき病態

B（Breathing）
呼吸の異常

C（Circulation）
循環の異常

図2 ◆ ABCDEアプローチ

文献1）をもとに作成

　　頸部から胸部にかけての体表損傷や出血の有無
②聴診：呼吸音（低下はないか，左右差の有無）
③触診：圧痛の有無，胸郭動揺の有無，皮下気腫の有無
④打診：鼓音・濁音の有無

〈C：Circulation（循環管理）〉

- 受傷早期では収縮期血圧が低下しない場合があるため，血圧だけではなく皮膚所見・毛細血管再充満時間（CRT）・脈拍・呼吸・意識レベル・血圧などの全身症状により総合的に評価する．
- 脈の触知による血圧の目安
- ・橈骨動脈で触知せず→収縮期血圧80mmHg以下
- ・大腿動脈で触知せず→収縮期血圧70mmHg以下
- ・頸動脈で触知せず→収縮期血圧60mmHg以下

表1 ◆ショックの分類

循環血液量減少性ショック	出血性ショック 体液喪失
心外閉塞・拘束性ショック	心タンポナーデ 収縮性心膜炎 広範囲肺塞栓症 緊張性気胸
心原性ショック	心筋性:心筋梗塞,拡張型心筋症 機械性:僧帽弁閉鎖不全症,心室瘤,心室中隔欠損症,大動脈弁狭窄症 不整脈
血液分布異常性ショック	感染性ショック アナフィラキシーショック 神経原性ショック

文献3)をもとに作成

- **ショックの分類**
- ショックとは,①循環血液減少性ショック,②心外閉塞・拘束性ショック,③心原性ショック,④血液分布異常性ショックの4つに大別される(**表1**).外傷におけるショックで最も多いものは,出血性ショックである.
- **出血性ショックの重症度評価表**
- **①観察ポイント**
- 出血性ショックを早期に認知するのに役立つ観察ポイントは,①蒼白(pallor),②虚脱(prostration),③冷汗(perspiration),④脈拍触知不能(pulselessness),⑤呼吸不全(pulmonary deficiency),⑥血圧低下(収縮期血圧90〜100mmHg以下),⑦脈圧減少,⑧表在性静脈虚脱,⑨呼吸促迫,⑩乏尿(25mL/時以下)である.
- ①〜⑤をショックの5徴候という.

②ショック指数
- 「心拍数／収縮期血圧」の式により，出血量を推定することができる．
  - 1.0 ＝約 1L の出血量
  - 1.5 ＝約 1.5L の出血量
  - 2.0 ＝約 2L の出血量

③出血性ショックの重症度と臨床症状
- 出血性ショックの重症度と臨床症状を，**表2**に示す．

④四肢外傷に伴う出血量
- 四肢外傷に伴う出血量を，**表3**に示す．

表2 ◆ 出血性ショックの重症度と臨床症状

	クラスⅠ	クラスⅡ	クラスⅢ	クラスⅣ
出血量 (mL)	750 未満	750～1,500 (15～30)	1,500～2,000	2,000 以上
出血量 (%)	15 未満	15～30	30～40	40 以上
ショックの程度	なし	軽症	中等症	重症
脈拍 (/分)	100 未満	100～120	120～140（脈拍微弱）	140 以上（脈拍微弱～触知せず）
血圧（収縮期血圧）	不変	不変（拡張期血圧の上昇）	下降	下降
臨床症状・所見	無症状，軽度のめまい等	尿量低下	軽度の蒼白，意識混濁，乏尿	昏睡，下顎呼吸，無尿

文献 4) をもとに作成

表3 ◆ 骨折部位とそれに伴う出血量

上腕骨骨折	300～500
血胸	1,000～3,000
腹腔内出血	1,500～3,000
骨盤骨折による後腹膜出血	1,000～4,000
大腿骨骨折	1,000～2,000
下腿骨骨折	500～1,000

＊損傷が複数の場合，500mL 加算される

文献 5) をもとに作成

表 4 ◆ 切迫する D

- GCS 合計が 8 点以下
- 急激な意識レベルの低下（GCS2 点以上の低下）
- 脳ヘルニア徴候：瞳孔不同，片麻痺，クッシング現象（高血圧・徐脈）

上記が 1 つでもあれば「切迫する D」と判断

〈D：Dysfunction（中枢神経障害）〉

- 二次損傷を回避するために，A・B・C の安定化を図った後，頭蓋内占拠性病変の有無を検索する．
  - 意識レベル・瞳孔所見・麻痺の有無などを観察する
  - とくに「切迫する D」（生命を脅かす頭蓋内病変を疑う神経症状と身体所見）の有無に注意し，観察する（**表 4**）

〈E：Exposure and Environmental control（脱衣と保温）〉

- A・B・C・D の観察および蘇生には全身の露出が必要であること，ショック時の熱産生の低下，大量輸液や輸血により，患者は容易に低体温に陥る．
- 低体温は，蘇生に対する反応が低下し，凝固障害（出血傾向）を引き起こすため，体温を継時的に確認する．

Secondary survey

- 治療を必要とする損傷を検索するため，解剖学的な評価を行う．
  - Primary survey が完了し，患者のバイタルサインが安定してから開始する
  - Primary survey で「切迫する D」と判断した場合は，最優先で頭部 CT 検査を行う
  - 受傷機転や既往歴などの問診，頭の先から足のつま先までの身体的所見の診察を行う
- 必要な検査などの画像検査を行う．
- バイタルサインの変化があった場合など，適宜 ABCDE の再評価を繰り返し行う．

◆ 引用・参考文献

1) 日本外傷学会外傷初期診療ガイドライン改訂第4版編集委員会編：初期診療理論．外傷初期診療ガイドラインJATEC，第4版，p.1-3，へるす出版，2014．
2) 日本救急看護学会監，日本臨床救急医学会編集協力：循環障害（C）のアセスメント．外傷初期看護ガイドラインJNTEC，第3版，p.149，へるす出版，2014．
3) 日本救急医学会監，相川直樹ほか編：ショックの分類と原因．標準救急医学，第4版（相川直樹ほか編），p.196，医学書院，2010．
4) 日本救急看護学会監，日本臨床救急医学会編集協力：循環障害（C）のアセスメント．外傷初期看護ガイドラインJNTEC，第3版，p.151，へるす出版，2014．
5) 日本外傷学会外傷初期診療ガイドライン改訂第5版編集委員会編：外傷初期診療ガイドラインJATEC．改訂第5版，p.44，へるす出版，2017．

Memo

外傷処置とケア
①脊椎・脊髄保護

目的

* 脊髄の二次的損傷（呼吸抑制，神経原性ショック，機能的予後の悪化等）を予防する．

ケアの実際

用手的正中中間位固定法

- 患者に声をかけ，首を振らないよう説明する．
- 患者の鼻筋と体幹の正中線を一直線にあわせ，頭部の両側を，ボールを持つように両手でしっかりと保持する（**図1**）．

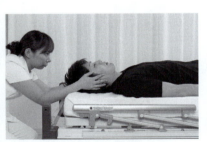

図1 ◆ 用手的正中中間位固定法

Memo

全脊柱固定

〈パッケージング〉

- 頸椎カラー,バックボード,固定ベルト,頭部固定具を用いて,患者をバックボードへ固定する(**図2**).
- 全脊柱固定前に,ラインやチューブ類の固定・接続,創傷処置を完了させておく.
- 頭部保持を行い,頸椎カラーを装着する.
- 頭部のみが固定された状態で身体が動くと頸髄損傷を増悪させる可能性があるため(スネーキング現象),体幹から固定し最後に頭部固定を行う(**図3**).
- ベルト固定時は呼吸抑制に注意し,腹部は通常の吸気のタイミングで締め付ける.
- 受傷部位への圧迫は可能なかぎり避け,必要時保護する.
- 頭部の固定はヘッドイモビライザーを患者の側頭部と肩に密着させ,左右均等にバンドで固定する.頭部保持は,頭部のバンド固定が確実に完了まで継続する.
- 固定完了後は,ベルトのねじれの有無,締め付け強度,バックル接続を確認する.
- **観察のポイント**
- ベルト固定による創部の圧迫や苦痛の有無,患者の気道・呼吸・循環・神経学的所見を確認する.
- ラインやチューブ類の圧迫に注意し,輸液が確実に滴下されているか確認する.

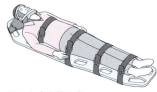

図2◆全脊柱固定

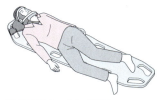

図3◆スネーキング現象

- 嘔吐時はバックボードごと患者を横に向け，気道の開通や呼吸状態に注意し観察する．

〈アンパッケージング（全脊柱固定の除去）〉
- 患者に声をかけ安静を促す．協力が得られない状態の場合は，頭頸部の保持を確実に行う．
- 頭部を保持し，正中位に保ちながらヘッドイモビライザーを除去する．
- ヘッドイモビライザーの除去を確認後，体幹からベルトを除去する．
・体幹から頭の順に開放するとスネーキング現象（**図3**）が起こるため，必ず頭から体幹の順に開放する
- **観察のポイント**
- 頭部保持を確実に行い，スネーキング現象（**図3**）が起こらないように細心の注意を図る．
- ベルト固定により骨盤の動揺をカバーしていることもあるため，救急隊からの情報収集を早急に行う．
- ベルトはきつく締まっているため，バックルをはずすと同時に勢いよく跳ねることもあり注意する．
- アンパッケージ後のバイタルサインの変化に注意する．
- 長時間のバックボードやベルト固定による褥瘡の発生に注意し，観察する．

自施設での全脊柱固定での観察ポイントを記載

体位変換

〈ログロール〉

- 脊椎軸にひねりや屈曲を与えずに，患者の身体を1本の丸太（ログロール）に見立てて側臥位をとる方法である．
- 患者に実施する方法と注意点（力を抜き，動かない）を説明する．
- 最低3人以上の人員を確保し行う．
- 1人は頭部の用手的正中中間位固定法を実施し，脊椎軸がずれていないことを常に観察する．
- 隣合った腕を交差させるように，1人が肩と殿部（大腿部側），1人が殿部（腰部側）と下肢を持つ（**図4-①**）．
- 脊椎軸をひねらないように，頭部保持者の合図により全員がタイミングを合わせて行う．
- 体幹を保持している2人は，自分の体側に引き寄せるようにして，患者の身体を90°に傾ける（**図4-②**）．
- 頭部保持者は，頭を支えている腕とともに自らの身体も患者を覗き込むようにして，頸部をひねらないように注意する（**図4-②**）．
- 仰臥位に戻すときも同様に行う．
- **観察のポイント**
- 不安定型骨盤骨折には禁忌である．
- 脊椎の回旋・側彎が生じやすいため注意する．
- 頭部保持者は，患者の鼻から臍が正中位を保っていることを常に観察する．

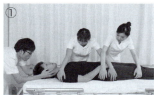
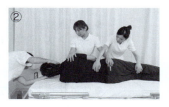

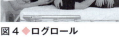

図4 ◆ ログロール

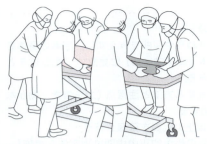

図5 ◆フラットリフト

- 循環動態の変化や神経学的異常をきたす可能性があるため, 十分なモニタリングを行い, 前後で必ずバイタルサインや神経学的所見を観察する.
- 患者の苦痛を最小限にするために, 迅速かつ丁寧に行う.
- 患者に声かけを行い, 不安増強の緩和に努める.
- 装着されているラインやチューブ類の固定と接続に注意する.

〈フラットリフト〉

- 骨盤骨折などが疑われる場合に, 出血の助長や損傷の悪化を予防するため, 患者を水平に持ち上げる方法である.
- 大勢が自分の周りに集まり腕を一気に差し込まれることで恐怖を感じやすいため, 実施前に患者に内容を説明する.
- 頭部・体幹・下肢を均等に支える必要があるため, 最低6人以上で行う.
- 頭部保持者1人, 胸部から腰部2人, 腰部から殿部2人, 下肢1人を配置する. 体幹はとくに重量もあるため, なるべく多く人数がいるほうがよい.
- 体幹保持者は, 左右交互にはしご状になるように, 患者の反対側まで腕を差し込む.

- 腕を差し込むときは，脊椎が彎曲しないように注意する．
- 頭部保持者の合図で持ちあげる．
- ・持ち上げる高さを決めておくと，水平に持ち上げることができる
- 持ちあげている間に，背面の観察や衣服・バックボードを除去する．
- 下ろすときも，頭部保持者の合図で丁寧に下ろす．
- **観察のポイント**
- 背面観察者は速やかに観察するとともに，持ちあげている高低差にも気をつける．
- 患者に声かけを行い，不安増強の緩和に努める．
- 衣服やバックボードを除去するときは，所持品が落下することも考えられるため，丁寧に扱う．
- バックボード除去後は，頭部保持者は正中中間位を保っていることを常に観察する．
- 移動前後に必ずバイタルサインの変化を観察する．

◆引用・参考文献
1) 日本救急看護学会監：外傷初期看護ガイドラインJNTEC，第3版，p.187, 227, 228, 270，へるす出版，2014.
2) 井上顕子：外傷処置とケア．整形外科ビジュアルナーシング（近藤泰児監），p.147-152, 2015.

Memo

外傷処置とケア
②骨盤骨折に対する処置とケア

目的

* 簡易固定法:専門的治療が開始するまでの蘇生的止血法であり,動脈塞栓術や創外固定までのつなぎとして行う.
* 輸液・輸血の大量投与:出血性ショックに伴う循環動態の改善を目的とするとともに,その反応により治療の方向性を決定する.

ケアの実際

簡易固定法

〈骨盤ベルト〉
- 骨盤を簡易的に固定する装具である(**図1**).
- 患者の大転子(殿部)の下に装具を差し込み,ストラップで固定する.装着の際は,2人で行う.
- **観察のポイント**
- 神経・血管損傷や膀胱損傷を合併する可能性もあるため,固定後はバイタルサインと身体所見を確認する.
- 長時間固定する場合は,装具による褥瘡の発生に

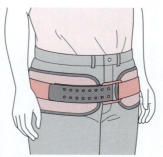

図1 ◆固定ベルト

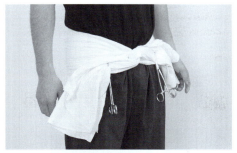

図2 ◆ シーツラッピング

注意し観察する.

〈シーツラッピング〉(図2)
- シーツを約30cmの帯状にして,骨盤を締めつけるように緊縛する方法である.
- 2人同時に同じ力で骨盤を締めつけ,前方で十字に90°締める.
- 手を持ち替えてさらに90°締め,締めつけが緩まないように鉗子などを用いて固定する.
- **観察のポイント**
- 固定後は,患者のバイタルサインと身体所見を確認する.
- 固定する際,鉗子が患者の皮膚に強く触れないように注意する.

Memo

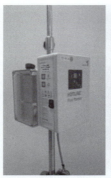 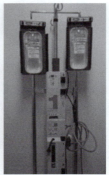

図3 ◆ 輸血・輸液加温システム

輸液・輸血の大量投与

- 内径が大きくカテーテル長の短い留置針（18G）で，最低2本の静脈路を確保する．
- 輸液は，39℃に加温した乳酸または酢酸リンゲル液を用いる．
- 血液製剤は，アルブミンや準備でき次第輸血製剤の投与を行う．
- 可能であれば，加温された輸液や輸血が急速投与できるシステムを用いる（**図3**）．

自施設での輸液・輸血投与時の準備物品

●観察のポイント
- 輸液や輸血中はさまざまな処置が並行して行われるため，カテーテルの抜去やルートの屈曲・緩みに注意する．

- 滴下の状態や刺入部の腫脹，血管痛の有無を確認する．
- 輸血による副作用（静脈に沿った熱感・血管痛，発熱，悪寒戦慄，呼吸困難，嘔吐，蕁麻疹など）の有無を確認する．
- 総輸液・輸血投与量を確実に把握し，記録する．
- ショック症状（バイタルサイン，皮膚所見，毛細血管再充満時間，意識レベル，呼吸様式など）の変化に注意し，経時的に観察する．

◆ 引用・参考文献
1) 日本外傷学会外傷初期診療ガイドライン改訂第4版編集委員会編：外傷患者に対する基本的処置と対応．外傷初期診療ガイドラインJATEC，第4版，p.212，へるす出版，2014．
2) 近藤泰児監：整形外科ビジュアルナーシング．p.149，学研メディカル秀潤社，2015．

Memo

外傷処置とケア
③四肢外傷に対する処置とケア

目的

* 洗浄とデブリードマン：創内の異物の除去，汚染された組織や壊死に陥りそうな組織を切除し，感染を予防する．

ケアの実際

洗浄とデブリードマン

- 「骨」は，いったん感染すると致死的あるいは重篤な機能障害の原因となるため，感染予防が重要である．
- デブリードマンは，壊死した皮質骨部分を切除して，骨内の感染性不良肉芽を除去する．
- 疼痛を伴う処置であるため，鎮痛薬を使用する．
- 攝子や歯ブラシを使用し，生理食塩水で洗浄する．
- 洗浄を行いながら，汚染された組織や壊死に陥りそうな組織を切除する．

自施設での準備物品

- **観察のポイント**
- 処置の際の清潔野の清潔保持に努める．把持に手が触れる，身体・器械が触れることは絶対に禁止であり，感染厳禁であることを忘れずに対応する．
- 疼痛の有無を確認し，疼痛緩和を図る．

- 神経,循環障害の有無を確認する.
- 創部の出血,滲出液の有無と性状を観察する.
- 創部の感染徴候の有無に注意し観察する.

◆**引用・参考文献**
1) 山勢博彰ほか編:疾患の看護プラクティスがみえる救命救急ディジーズ,学研メディカル秀潤社,2015.

Memo

退院支援・退院調整

目的

* 入院から退院までの各プロセスを，院内の多職種と連携し役割分担をし，支援をする．
* 整形外科疾患では，回復期リハビリ病院への転院などもあるので，地域医療との連携も視野に入れて調整する．

ケアの実際

退院支援・退院調整のプロセス

- 退院支援・退院調整は，入院から退院までを3つの段階に分け，院内のチームとして役割分担し退院支援を提供する（**表1**）．

〈第1段階：外来～入院時から48時間以内〉
- 退院支援が必要な患者の早期把握：患者の入院目的や病状等医療情報から退院時の状態を予測し，退院後も医療や看護を必要とするか，介護問題が

表1 ◆ 退院支援・退院調整のプロセス

時期	第1段階 入院から48時間以内	第2段階 治療開始から安定期	第3段階 退院に向けての調整期間
必要書類	入院ハイリスク・スクリーニング票	退院支援計画書は，7日以内に作成着手	・診療情報提供書 ・訪問看護指示書 ・看護サマリー ・リハビリサマリー
情報共有	病棟チームカンファレンス	退院支援カンファレンス	退院前カンファレンス
療養環境の準備・調整	退院支援の必要な患者の把握 ・地域での暮らし，生活状況を情報収集しアセスメントする ・患者・家族，ケアマネジャー・地域包括センター・在宅サービス提供者から情報収集する	生活の場に帰るためのチームアプローチ ・患者・家族が療養環境を選択・心構えができるように支援する ・患者・家族・病院・地域と課題を共有する	地域・社会資源との連携・調整 ・患者・家族・病院・地域と療養生活のイメージを共有する ・医療機関と連携して退院前カンファレンスを開催する

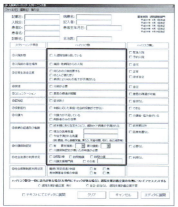
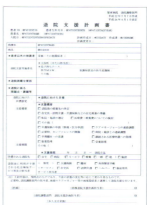

図1 ◆ 入院時スクリーニング票の例　　図2 ◆ 退院支援計画書の例

ないかをスクリーニングする段階である．
- 対象：入院患者全員（小児は除く）
- 実施者：病棟看護師
- 入院時スクリーニングを実施する（図1）
- ハイリスク群の患者に退院支援計画書を立案する（図2）

〈第2段階：治療開始から安定期〉
● 医療・ケア継続のための看護介入とチームアプローチを行う段階である．

① 退院支援カンファレンスの開催
● 病棟看護師を中心に，病棟退院支援専任・退院支援部門の看護師・社会福祉士が参加する．
● 方向性の共有・医療上の課題・生活・ケア上の課題を検討する．
● 検討内容を記録し，退院にかかわる問題点・課題を整理し解決策を検討していく．

② 病棟での退院支援
● 病棟看護師は，医師による病状や今後の方針などの説明に同席し，患者・家族の心理的サポートを

行う．
- 患者自身が自分の病状や治療について正しく理解したうえで，自己決定できるようにサポートする．
- 家族も患者の表明した意思を尊重しながら患者を支えていく姿勢をもてるように，働きかけていく．
- 患者の意思を尊重し，闘病中・闘病後の気持ちに寄り添い支えていくことが重要である．

③退院支援部門の担当看護師と院内の多職種との連携
- 医師・看護師・理学療法士・作業療法士・言語療法士・医療ソーシャルワーカー・臨床心理士・薬剤師・栄養士等，院内の多職種による専門的な評価と情報共有を図る．
- 患者と家族に必要な医療処置や在宅での必要な支援が提供できるように，多職種との連携を図ることが重要である．

〈第3段階　退院に向けての調整期間〉
- 各種社会保障制度や地域社会資源に連絡・調整する段階である．
・訪問診療医，訪問看護師，ケアマネジャー，地域包括センターの担当者や保健師といった行政関係者も加わり，退院に向けた準備を行う
・地域関係者との役割分担も，明確に言語化することが重要である

自施設での退院調整

地域との連携

- 整形外科疾患で入院する患者は，急性期病院での治療を受け，社会復帰に向けて回復期リハビリテーション病院への転院，地域医療機関での治療を継続する場合も少なくない．

〈退院前カンファレンスの開催〉

- 対象：退院後，在宅療養を担う保健医もしくは保険医の指示を受けた看護師，または訪問看護ステーションの看護師や介護サービスを導入し，支援を受けることが適当と考えられる患者
- 事前に参加者に病状経過，患者・家族の意向，現在の指導内容，在宅でどのような支援が必要であるかを伝える．
- 在宅療養での課題を検討し，退院後の生活での注意事項について確認・共有する．
- 患者・家族が在宅での療養生活のイメージをもつことで，安心につなげる．

> 自施設での退院前カンファレンスについて記載

退院までの準備

- 退院に向けて，以下の準備を進める．

①書類

- 診療情報提供書，訪問看護指示書，サービスのための意見書などを準備する．

②薬剤

- 退院処方を準備する．
- ・次回受診日，次回訪問診療日までの日数を計算し

処方する.
・医療用麻薬については,厚生労働省の「医療麻薬適正使用ガイダンス-がん疼痛及び慢性疼痛治療における医療用麻薬の使用と管理のガイダンス」を参考に指導する

③医療機器管理・医療処置について最終確認
- 必要な在宅医療機器の準備と手続きを行う.
- 衛生材料の準備,退院後の必要物品の供給先,訪問医・訪問看護と情報交換し調整する.

④退院時の移送方法
- 移送手段(介護タクシーか自家用車かなど)を確認し,調整する.

◆**引用・参考文献**
1) 宇都宮宏子ほか編:これからの退院支援・退院調整,日本看護協会出版会,2011.
2) 宇都宮宏子ほか:退院支援・退院調整ステップアップQ&A,日本看護協会出版会,2012.

Memo

第2章

整形外科領域のおもな疾患

骨折
変形性股関節症，股関節脱臼
腰部脊柱管狭窄症
頸椎症性脊髄症
頸椎椎間板ヘルニア
腰椎椎間板ヘルニア
関節リウマチ
コンパートメント症候群
末梢神経障害
脊髄損傷
代謝性疾患

骨折
肘関節部の骨折－①肘頭骨折

疾患の概要

- 転倒の際に肘を直接つくことで受傷することが多い．
- 肘頭部の疼痛，腫脹がみられ，骨折部の転位が大きいと肘の自動伸展が不能となる（**図1**）．
- 成人に多くみられる．

診断

画像診断
- X線側面像，CT像によって骨折部の評価を行い診断する．
- 靭帯損傷の評価にMRIを撮影することもある．

治療

- 関節内骨折であり，手術治療を行う場合が多い．
- 通常は，tension band wiringによる骨接合術が行われることが多いが（**図2**），粉砕骨折の場合はプレート固定が行われる．

観察のポイント

- 術前は手指の神経障害，循環障害の有無を確認する．
- 腫脹により皮膚に水疱形成を起こすことやシーネによる皮膚トラブルを生じることがあるため，皮膚状態の観察を行う．

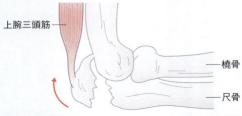

図1 ◆肘頭骨折　　　　　　　　文献1）より引用

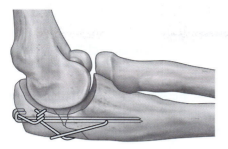

図2 ◆ tension band wiring による骨接合術

文献1）より引用

ケアのポイント

- 床上では枕などを用いて，また離床時は三角巾を着用し上肢の挙上を行う．
- 手指の自動運動を励行し，手指の浮腫を予防する．

◆引用・参考文献
1) 落合慈之監：整形外科疾患ビジュアルブック第2版，p.123，370-371，学研メディカル秀潤社，2018．

Memo

骨折
肘関節部の骨折-②上腕骨遠位部骨折

疾患の概要
- 肘や手をついて転倒した際に受傷する．肘関節周辺の骨折では最も多い．小児や骨粗鬆症のある高齢者に多い．
- 肘周囲の腫脹，疼痛，可動域制限を生じる．

診断
- 単純X線にて診断可能だが，関節内骨折であることが多く，CT検査による精査を追加することがある．
- 骨折部位により，上腕骨顆上骨折，上腕骨内側上顆骨折，上腕骨外顆骨折に分類される（図1）．

治療
- 転位が大きい場合や，関節内骨折では手術による骨接合術を行う．

観察のポイント
- 腫脹によって皮膚に水疱形成を生じることがあるため，皮膚

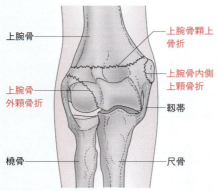

図1 ◆ 上腕骨遠位部骨折　　文献2）より引用

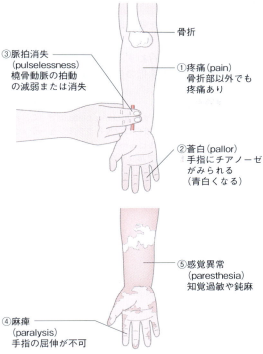

図2 ◆ フォルクマン拘縮にみられる循環障害徴候

文献2）より引用

状態の観察を行う．
- 術後にかぎらず，術前にも強い転位や腫脹によってフォルクマン拘縮を生じ，対応が遅れると不可逆性の障害が残存する可能性がある．そのため，手指の神経学的異常所見の有無や循環障害の有無を確認する．
- 循環障害の徴候は，疼痛（pain），蒼白（pallor），脈拍消失（pulselessness），麻痺（palalysis），感覚異常（paresthesia）の5つの徴候で，5P徴候とよばれる（**図2**）．

ケアのポイント

- 床上では枕などを用いて,また離床時は三角巾を着用し上肢の挙上を行う.
- 疼痛のため手指の自動運動を行わず浮腫が増悪することがあるため,術前・術後を通じて手指の自動運動を励行する.

◆引用・参考文献
1) 長野博志:上腕骨遠位端骨折に対する locking plate 固定.OS now Instruction 上肢の骨折・脱臼 手技のコツ&トラブルシューティング(岩本幸英ほか編).p.45,メジカルビュー社,2007.
2) 落合慈之監:整形外科疾患ビジュアルブック第2版,p.364-368,学研メディカル秀潤社,2018.

Memo

骨折
肘関節部の骨折 − ③上腕骨外側上顆炎

疾患の概要

- 上腕骨外側上顆には，前腕伸筋腱が付着している．テニスなどの繰り返し動作で伸筋腱付着部にストレスが加わることで外側上顆に疼痛が生じる（**図1**）．
- 加齢による変性で生じることもある．

診断

- 外側上顆の圧痛があり，MRI検査で外側上顆部の腱の変性や断裂などを認める．
- 診断には，疼痛誘発テストが有用である．

疼痛誘発テスト（図2）
〈Thomsenテスト〉

- 肘関節伸展位のまま，検者の力に抵抗して手関節を伸展してもらうと疼痛が誘発される．

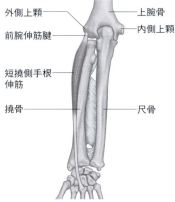

図1 ◆上腕骨外側上顆炎　文献1）より引用

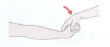 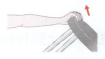 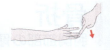

Thomsen テスト　　　　Chair テスト　　　　中指伸展テスト

図2 ◆ 上腕骨外側上顆炎における疼痛誘発テスト
(Orthopädische Praxis. 265：13，1977 を参考にして作成)

〈Chair テスト〉
- 肘関節伸展位のまま，椅子を持ち上げさせると疼痛が誘発される．

〈中指伸展テスト〉
- 肘関節と中指を伸展位のまま検者が中指を掌側に押すと疼痛が誘発される．

治療
- 局所の安静，ストレッチ，外用薬，サポーターなどの保存的治療を行う．
- 疼痛が改善しない場合は，副腎皮質ステロイド等の局所注射が行われる．

◆引用・参考文献
1) 落合慈之監：整形外科疾患ビジュアルブック第2版，p.374-375，学研メディカル秀潤社，2018．

Memo

骨折
手関節・手指の骨折 − ①橈骨遠位端骨折

疾患の概要

- 高齢者に多く，手をついて転倒した際に発症する．
- 手関節部の腫脹，動作時痛，関節可動域制限などを生じる．
- フォーク状変形という特有の変形がみられることがある（**図1**）．

診断

- X線検査（**図2**），CT検査によって骨折部の評価を行い診断する

治療

- 転位が少ない場合には，ギプスまたはシーネ固定による保存療法を行う．
- 転位が大きい場合は，徒手整復のうえでギプス固定を行う．また徒手整復が困難な症例，整復後も不安定のある骨折や関節内骨折では，手術療法を選択する．
- 手術は掌側ロッキングプレートが一般的であり，場合によっては創外固定を併用することがある（**図3**）．

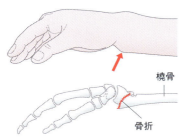

図1 フォーク状変形

文献1）より引用

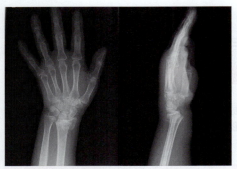

図2 ◆ 左橈骨遠位端骨折 X 線像

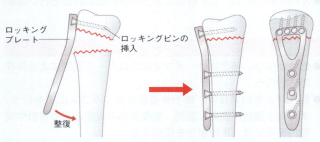

図3 ◆ プレート固定

文献1）より引用

Memo

観察のポイント

- ギプス固定後では,ギプス障害の有無をチェックする.
- 疼痛(pain),蒼白(pallor),脈拍消失(pulselessness),麻痺(palalysis),感覚異常(paresthesia)の5P徴候がないかを定期的に観察する.

ケアのポイント

- 腫脹を抑えるために上肢の挙上を徹底する.

引用・参考文献
1) 落合慈之監:整形外科疾患ビジュアルブック第2版, p.382-387, 学研メディカル秀潤社, 2018.

骨折

Memo

骨折
手関節・手指の骨折−②手指骨骨折

疾患の概要

- 転倒や球技スポーツで受傷することが多い.
- 機械への巻き込み事故などが原因の場合は,開放骨折や切断に至ることもある.
- 手指に腫脹,疼痛,変形,関節可動域制限などがみられる.
- 骨折部位によって,中手骨骨折と指骨骨折に分かれる(**図1**).

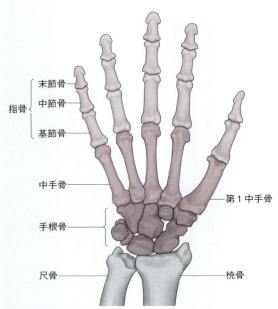

図1 ◆ 中手骨,指骨

文献1)より引用

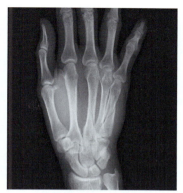

図2 ◆ 中手骨骨折 X線写真

診断

- 指の骨折は単純X線検査(**図2**)にて診断を行うが,関節内骨折などでは骨折部の評価を目的にCT検査を行うこともある.

治療

- 転位が大きい場合は整復し,隣接指との buddy taping やシーネ固定を行う.

Memo

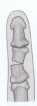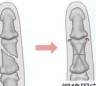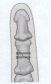

鋼線固定　スクリュー固定

図3 ◆指骨の骨折

文献1）より引用

- 骨折部が不安定な場合は、ピンニングやプレート固定などが行われる（**図3**）．
- 骨性槌指では、転位が大きい場合はピンニングが行われる．

観察のポイント

- 手指の神経学的異常所見の有無を観察する．

ケアのポイント

- 腫脹を抑えるために上肢の挙上を徹底する．

◆引用・参考文献
1） 揺井隆：手指の骨折・脱臼．整形外科疾患ビジュアルブック第2版（落合慈之監），p.388-391，学研メディカル秀潤社，2018．

Memo

骨折
手関節・手指の骨折 – ③腱損傷

疾患の概要

- 開放性の断裂では，包丁やガラスの欠片などによる切創に伴い生じることが多い．
- 関節リウマチ患者では，滑膜炎などによる腱の変性や関節変形による腱への機械的刺激が原因で皮下断裂を起こすことがある．

診断

- 関節の他動運動は可能だが，自動運動ができなくなる．
- 自動運動が不能な部位を観察することによって，断裂している腱を診断することができる（図1）．

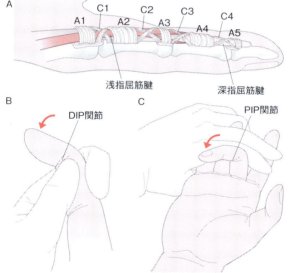

A：指の屈筋腱　B：深指屈筋腱断裂の診断　C：浅指屈筋腱断裂の診断

図1 ◆腱断裂の診断　　　　　　　　　　　　　文献1）より引用

- 超音波などで断裂部を観察することが可能な場合もある．

治療

- 開放性の腱断裂である場合は，早期に一次縫合を行う．
- 受傷から時間が経っている場合には一次縫合が不能であり，その場合は腱移植術や腱移行術を行う．
- 皮下断裂では一次縫合は困難であり，腱移植術や腱移行術を行う．

観察のポイント

- 術後は，患肢の挙上を徹底し，腫脹を防止する．

ケアのポイント

- 腱断裂の術後は，リハビリテーションが重要である．
- 患者が自己判断で動かし再断裂を生じることを予防するために，術後の患肢のリハビリテーションは執刀医や理学療法士の指示に従う．
- 疼痛のためリハビリテーションに意欲的でない患者も多いため，リハビリテーションの必要性の理解が得られるように説明を行い働きかける．

◆引用・参考文献
1) 揖井隆：腱損傷．整形外科疾患ビジュアルブック第 2 版（落合慈之監），p.392-393，学研メディカル秀潤社，2018．

Memo

骨折
腰椎圧迫骨折

疾患の概要
- 高齢者の骨粗鬆症などの基礎疾患があり，軽微な外傷をきっかけに，あるいはあきらかな外傷のきっかけがなく，椎体骨折をきたした状態である．

症状
- 急性期には急激な腰背部痛を伴い，動作時痛や背部叩打痛がある．
- 慢性期には腰背部の変形と慢性的な腰背部の鈍痛がある．
- 骨癒合が得られずに偽関節となった場合，椎体後壁が圧壊して破裂骨折（図1）となった場合に遅発性麻痺を引き起こすことがある．
- 偽関節や後彎変形の遺残は，慢性的な腰痛の原因となる．

診断
- 外傷歴と疼痛の部位，画像所見から診断する．
- 単純X線像では椎体の変形が観察できる．楔状椎・魚椎・扁平椎といった変形をきたす
- 単純X線像で骨折があきらかでない場合もあり，腰痛が強

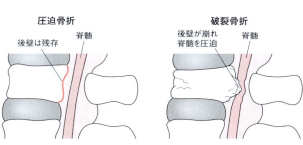

図1 ◆圧迫骨折と破裂骨折

い場合は経時的な画像評価や MRI 像による評価を検討する
・新鮮骨折,陳旧性骨折の鑑別には,CT や MRI が有用である

治療

- 非ステロイド性抗炎症薬やアセトアミノフェンなどの鎮痛薬を用いて,除痛を図る.
- 2〜3週間の臥床安静の後,体幹装具(**図2**)を装着し離床を進める.
- 3か月程度で骨癒合が得られることが多いが,骨癒合が得られない場合には骨折部に骨セメントや人工骨を充填し,必要に応じてインプラントによる固定を行う.
- 遅発性麻痺をきたした場合は,緊急で除圧術や固定術が必要となることがある.
- 骨粗鬆症を基礎疾患とした骨折であることが多く,内服や注射による継続的な骨粗鬆症治療を行う.

観察・ケアのポイント

- 急性期は側臥位(横向き)になり,痛みの少ない姿勢で安静にするように説明する.
- 疼痛や筋力低下の程度に応じて,食事介助や入浴・更衣等セルフケアの介助を検討する.
- 体幹装具装着時は装具で圧迫される部位での皮膚トラブルに

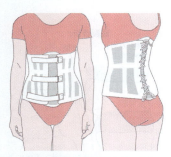

図2 ◆ 体幹装具(軟性コルセット)　文献1)より引用

注意する．一般的に臥床時の装具装着は不要である．
- 四肢の筋力低下やしびれを経時的に評価し，神経症状が改善傾向であるか増悪傾向であるか把握に努める．
- あらたに膀胱直腸障害が出現した場合や神経症状の増悪が急速である場合は，緊急手術が必要となるため，すみやかに担当医に報告する．
- 高齢者の受傷例が多く，受傷前の ADL 状況を踏まえ，リハビリテーションの状況を確認しながら，必要に応じて介護保険など社会資源活用についての情報提供を行う．

◆**引用・参考文献**
1) 落合慈之監：整形外科疾患ビジュアルブック第 2 版，p.74，学研メディカル秀潤社，2018.

Memo

骨折
股関節の骨折－①大腿骨の骨折

疾患の概要

種類（図1）

〈関節内骨折〉
- 大腿骨骨頭骨折，大腿骨頸部骨折がある．
  - 骨折部からの出血は関節内にとどまるため，下肢腫脹は軽度である
  - 骨癒合は一般的に不良である

〈関節外骨折〉
- 大腿骨転子部骨折，大腿骨転子下骨折，大腿骨骨幹部骨折がある．
  - 骨折部からの出血は関節外に出るため下肢腫脹は高度であり，貧血が生じることが多い
  - 骨癒合は転子部骨折ではよいが，転子下や骨幹部では不良である
- 大腿骨頸基部骨折は関節内や関節外の場合あり，骨癒合は一般的に良好である．

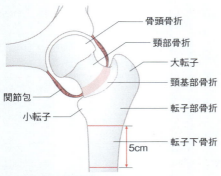

図1 ◆ 腿骨近位部骨折部位の分類　　文献1）より引用

受傷機転

〈低エネルギー外傷〉
- 転倒や軽微な外力などで生じる．既往に骨粗鬆症などが基盤にある脆弱性骨折であることが多い．
- 骨幹部骨折では，ビスホスホネート製剤等の長期間内服で骨折を生じることがある（非定型骨折）．
- 骨転移が基盤にある骨折は，病的骨折という．

〈高エネルギー外傷〉
- 転落や交通外傷などで生じる．
- 多発外傷，他部位骨折に注意する．

症状

- 骨折部に一致した疼痛，軸圧痛，可動時痛，短縮，変形がみられる．
- 一般に下肢は外旋位をとることが多い．

診断

- 診断はX線写真により行う（**図2**）．

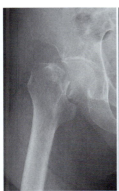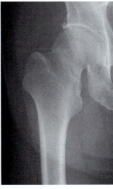

図2 ◆右大腿骨頸部骨折のX線写真

分類
- 大腿骨頸部骨折：ガーデン（Garden）分類
- 大腿骨転子部骨折：エバンス（Evans）分類
- 大腿骨骨頭骨折：ピプキン（Pipkin）分類

観察項目
- 足関節運動，循環障害（CRT），動脈触知（足背・後脛骨），感覚障害
- 深部静脈血栓症（DVT），肺血栓塞栓症（PE），貧血，脂肪塞栓

治療
- 下肢の変形・転位・短縮が強い場合，牽引を行うことがある．

手術療法
〈骨接合術〉
- 髄内釘，CCS，CHS，SHSなどがある．
- SHSは，大腿骨頸部骨折，転子部骨折いずれでも行われ，CCSは，頸部骨折で，髄内釘は転子部骨折で行われる．

〈その他の手術〉
- 人工骨頭置換術（BHP），全股関節置換術（THA），全股関節置換術（THR）などがある．
- 人工骨頭置換術は，大腿骨骨頭のみ置換する．
- 人工股関節全置換術は，大腿骨骨頭と臼蓋を置換する．

合併症
- 骨頭壊死，偽関節，再転位，脱臼（後方脱臼が多い），DVT，PE，神経障害（坐骨神経，大腿神経），動脈損傷などがみられる．

観察のポイント
- 自覚症状のないDVT・PEもある．特に高齢者には注意する．
- 神経障害，循環障害，脱臼には注意する．
- 関節外骨折は骨折部からの出血が多くなるため，貧血やバイタルサインに注意する必要がある．

◆**引用・参考文献**
1) 医療情報科学研究所編：病気がみえる vol.11 運動器・整形外科，p.333，メディックメディア，2017．
2) 徳山直人：大腿骨近位部骨折．整形外科疾患ビジュアルブック第2版（落合慈之監），p.423-425，学研メディカル秀潤社，2018．

Memo

骨折
股関節の骨折－②大腿骨頭壊死

疾患の概要

- なんらかの原因で大腿骨頭への血流が低下し，阻血性，無菌性の壊死に陥る（図1）．
- ステロイド性，アルコール性に起因するものとそれ以外のものとがある．

症状

- 股関節痛，可動域軽減，跛行がみられる．

診断

診断基準

- 特発性大腿骨頭壊死症の診断基準（表1）
- 特発性大腿骨頭壊死症の病期分類・病型分類（表2，図2）

画像所見

- 単純X線撮影が第1選択であるが，診断にはMRI検査が有効である．

〈X線画像〉
- 帯状硬化像，骨頭軟骨下骨折線（crescent sign）がみられる．

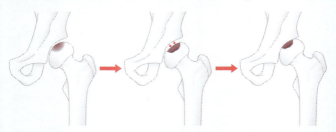

壊死の発生　　　　壊死部の圧潰　　　　変形性関節症の進行

文献1）より引用

図1 ◆大腿骨頭壊死症の経過

表1 ◆ 特発性大腿骨頭壊死症の診断基準

X線所見

1. 大腿骨頭の圧潰または crescent sign（大腿骨頭軟骨下骨折線）
2. 大腿骨頭内の帯状硬化像の形成
1．2．については
    ①関節裂隙が狭小化していないこと
    ②寛骨臼側には異常所見がないこと
を要する

検査所見

3. テクネチウムシンチグラフィーにおける大腿骨頭の cold in hot 像
4. 骨生検標本における修復反応を伴う骨壊死像
5. MRI の T1 強調画像における大腿骨頭内帯状低信号像（バンド像，band 像）

判定

確定診断：上記5項目のうち2つ以上を有するもの
除外項目：腫瘍，腫瘍類似疾患および骨端異形成症は除く

表2 ◆ 特発性大腿骨頭壊死の病期分類

Stage1
X線像の特異的異常所見はないが，MRI，テクネシウムシンチグラフィ，または病理組織像で特異的異常所見がある時期

Stage2
X線像で帯状硬化像があるが大腿骨頭の圧潰（collapse）がない時期

Stage3
大腿骨頭の圧潰があるが，関節裂隙は保たれている時期（大腿骨頭および寛骨臼の軽度な骨棘形成はあってもよい）
　Stage3A：圧潰が 3mm 未満の時期
　Stage3B：圧潰が 3mm 以上の時期

Stage4
明らかな関節症性変化が出現する時期

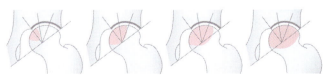

Type A　　　Type B　　　Type C-1　　　Type C-2

文献1）より引用

図2 ◆ 特発性大腿骨頭壊死症の病型分類

〈MRI画像〉
- T1強調像でband patternを呈する．
  - 壊死部：高信号，壊死分界部：低信号，周囲正常像：高信号

〈骨シンチグラフィー画像〉
- 大腿骨頭のcold in hot像がみられる．
  - 壊死部cold spot（弱い集積），壊死周囲部hot spot（強い集積）

治療

保存療法
- 大腿骨頭が押しつぶされる可能性がない場合は，保存療法でよい．
- 患肢免荷，鎮痛薬

手術療法
- 関節温存：骨頭穿孔術，各種骨移植術，骨切り術（内反骨切り術，前方回転骨切り術）
- その他：人工骨頭置換術，THA（THR）

観察のポイント

- 副腎皮質ステロイド内服歴やアルコール多飲歴などがないかを確認する．

◆引用・参考文献
1) 落合慈之監：整形外科疾患ビジュアルブック第2版，p.413-415，学研メディカル秀潤社，2018．
2) 苅田達郎：股関節・大腿②特発性大腿骨頭壊死症．整形外科ビジュアルナーシング（近藤泰児監），p.298-300，学研メディカル秀潤社，2015．

骨折
足関節の骨折―①足関節果部骨折・足関節天蓋骨折(pilon fx)

疾患の概要

受傷機転
- 足関節果部骨折：足関節内外反力と回旋力によって生じる．
- 足関節天蓋骨折：足関節への軸圧力によって生じる．

症状
- 足関節痛，可動時痛，歩行困難がみられる．

診断

身体所見
- 腫脹，変形，皮下出血，循環障害，水疱（骨折部の転位が大きいとき），コンパートメント症候群群（骨折部の転位が大きいとき），運動障害
- 触診で圧痛点を確認する．

画像所見
- X線検査：正面像と側面像で診断するが，わかりにくい場合は斜位像を加える．
- CT検査：より確実に診断するために実施する．

分類
- 足関節果部骨折では，ローグ・ハンセン(Lauge-Hansen)分類（**図1**），AO分類で評価する．

治療
- 骨転位が強い場合，術前に牽引や創外固定を行うことがある．

〈保存療法〉
- 転位が軽度の場合は保存療法の適応となり，ギプス固定などを行う．

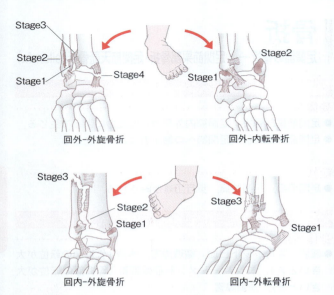

回外-外旋骨折	Stage 1	前脛腓靱帯損傷
	Stage 2	外果の螺旋骨折
	Stage 3	後脛腓靱帯断裂あるいは後果骨折
	Stage 4	内果骨折もしくは三角靱帯断裂
回外-内転骨折	Stage 1	腓骨遠位横骨折もしくは距腓靱帯の断裂
	Stage 2	内果斜骨折
回内-外旋骨折	Stage 1	内果骨折もしくは三角靱帯断裂
	Stage 2	前脛腓靱帯損傷もしくはその付着部の裂離骨折
	Stage 3	腓骨近位の螺旋骨折
	Stage 4	後果骨折もしくは後脛腓靱帯の損傷
回内-外転骨折	Stage 1	内果横骨折もしくは三角靱帯断裂
	Stage 2	小骨片を伴う前脛腓靱帯の断裂，後脛腓靱帯の断裂，後果骨折
	Stage 3	腓骨果上部の斜骨折

図1 ◆ ローグ・ハンセン分類

文献2) を改変

〈手術療法〉
- 転位が大きい場合は,骨接合術を行う.
- 縫合困難や感染リスクを考慮し,膨張の少ない時期(早期,受傷後7〜10日頃)に実施する.

合併症

- 感染,腓骨神経障害,コンパートメント症候群,深部静脈血栓症(DVT),肺血栓塞栓症(PE),外傷性変形性足関節症

観察のポイント

- シーネ固定,下肢外旋によって腓骨頭の近くを圧迫すると腓骨神経麻痺が生じることになるため,腓骨頭を浮かせるようにする必要がある.
- 牽引の際には褥瘡などに注意する.直達牽引などはワイヤーの刺入部の感染や出血に注意する.
- 循環障害,運動障害,水疱,血疱などをチェックする.
- 上記所見が受傷時に起きていなくても数時間〜数日後に出現することがあるため,毎日の観察は必要である.

◆引用・参考文献
1) 中澤良太:足関節の骨折・脱臼. 整形外科疾患ビジュアルブック第2版(落合慈之監), p.461-462, 学研メディカル秀潤社, 2018.
2) 窪田誠ほか監:骨・筋肉・皮膚 イラストレイテッド, p.71, 学研メディカル秀潤社, 2011.

Memo

骨折
足関節の骨折－②アキレス腱断裂

疾患の概要

受傷機転
- アキレス腱が急激に伸張して受傷する．スポーツによる受傷が多い．

症状
- 受傷時，「アキレス腱部をバットなどでたたかれた」「蹴られた」「何かがあたった」などの発言がみられる．
- 歩行時痛があり，つま先立ちは不可，底屈は可能である．

診断

所見
- アキレス腱断裂部に一致した痛みと陥凹（delle）がある（**図1**）．
- トンプソンズ（Thompson）テスト陽性（p.169参照），シモンズ（Simmonds）テスト陽性，トンプソンシモンズ（Thompson-Simmonds）テスト陽性

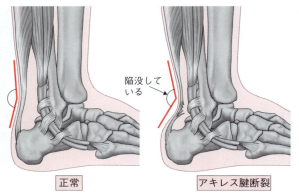

図1 ◆ アキレス腱断裂

文献1）より引用

画像所見
- X線検査で骨傷の有無を確認する．
- エコー検査やMRI検査で断裂部を確認することがある．

治療

〈保存療法〉
- 底屈位のギプス固定，短下肢装具を装着する．

〈手術療法〉
- アキレス腱縫合術を行う．

◆ 引用・参考文献
1) 落合慈之監：リハビリテーションビジュアルブック第2版，p.122，学研メディカル秀潤社，2016.

Memo

骨折
足関節の骨折－③踵骨骨折

疾患の概要

受傷機転
- 足関節部の骨折で最も多くみられる．
- 高所からの転落で受傷する．
- 高齢者や骨粗鬆症の患者では，軽微な外力で生じうる．アキレス腱付着部での剥離骨折がみられることがある．

症状
- 踵部痛，皮下出血，歩行困難，水疱・血疱がみられる．
- 歩行に支障がみられる．

診断

画像所見
- X線検査（図1）の軸射，側面，アントンセン（Anthonsen）像から，ベーラー角，距踵関節の整合性を評価する．
- CT検査で軸位での評価を行う．エセックス・ロプレスティ（Essex-Lopresti）分類（図2）で評価する．

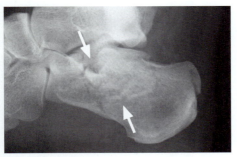

図1 ◆ X線検査

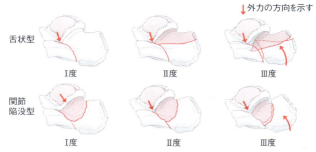

図2 ◆ エセックス・ロブレスティ分類

文献3）を参考に作成

治療

- 初期治療には，保存療法と手術療法がある．

〈保存療法〉
- 転位が軽度な場合，徒手整復にて良好な整復位に行う．
- ギプス固定，装具療法

〈手術療法〉
- 転位が大きい場合，粉砕骨折などに行う．
- Westhus法，CCS固定，プレート固定

◆ 引用・参考文献
1) 安井哲郎：足部の骨折・脱臼，整形外科疾患ビジュアルナーシング（近藤泰児監）．p.312，学研メディカル秀潤社，2015．
2) 落合慈之監：整形外科疾患ビジュアルブック第2版，p.463，学研メディカル秀潤社，2018．
3) Essex-Lopresti P：The mechanism, reduction technique, and results in fractures of the os calcis. British Journal of Surgery, 39：395-419, 1952．

Memo

変形性股関節症・股関節脱臼
①変形性股関節症

疾患の概要
- 関節軟骨の変性，摩耗による関節の破壊，反応性の骨増殖を生じる結果，股関節に変性をきたす非炎症性疾患である．

原因
- 変形性股関節症には，突発性で原疾患のわからない一次性と，原因が特定できる二次性には先天性股関節脱臼や臼蓋形成不全などを原因とする亜脱臼性股関節症がある（図1）．

症状
- 股関節痛，可動時痛（パトリック〈Patric〉テスト陽性），歩行時痛，可動域制限（トーマス〈Thomas〉テスト陽性），跛行，トレンデレンブルグ（Trendelenburg）歩行，脚短縮
- 疼痛や可動域制限によって，日常生活に困難が生じる．

診断

画像所見
- X線画像にて関節裂隙狭小化，骨囊胞，骨硬化，骨棘形成などがみられる．

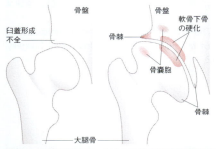

図1 ◆臼蓋形成不全による二次性変形性股関節症
文献3）を参考にして作成

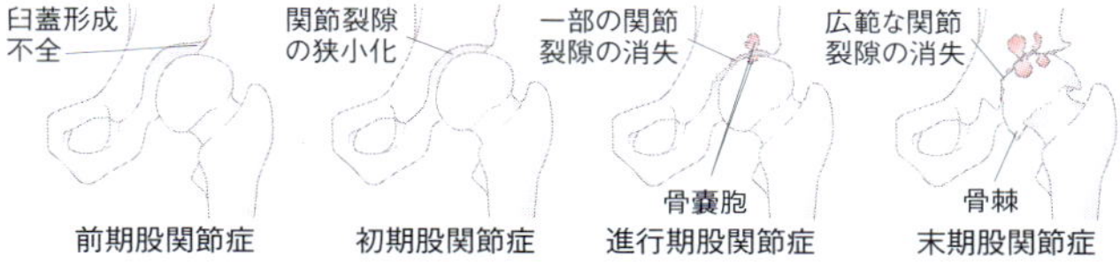

図2 ◆ 変形性股関節症の病期分類

前期股関節症：臼蓋形成不全
初期股関節症：関節裂隙の狭小化
進行期股関節症：一部の関節裂隙の消失、骨嚢胞
末期股関節症：広範な関節裂隙の消失、骨棘

文献2）より引用

- 身体所見と合わせて検討したうえで，必要に応じてCT検査やMRI検査を検討する．

病期分類
- 関節裂隙狭小化の程度によって，前期，初期，進行期，末期の4段階に分類される（**図2**）．

治療
- まずは保存療法を行い，保存療法が適さない場合は手術療法となる．

〈保存療法〉
- 鎮痛薬，運動療法

〈手術療法〉
- 年齢や病期，病態を考慮し，まずは関節温存手術を検討する．その適応とならない場合は，人工股関節全置換術を選択する．
・関節温存（骨切り術：大腿骨内反骨切り術，大腿骨外反骨切り術）
・人工股関節全置換術 THA（または THR）
- 人工関節には，感染，脱臼などのリスクがある．

観察のポイント

- 副腎皮質ステロイド内服歴やアルコール多飲歴などがないかを確認する.

◆引用・参考文献
1) 苅田達郎：股関節・大腿①変形性股関節症. 整形外科ビジュアルナーシング（近藤泰児監）, p.294-297, 学研メディカル秀潤社, 2015.
2) 落合慈之監：整形外科疾患ビジュアルブック, p.401, 学研メディカル秀潤社, 2018.
3) 日本整形外科学会ホームページ：整形外科／運動器 症状・病気をしらべる, 変形性股関節症,
 https://www.joa.or.jp/public/sick/condition/hip_osteoarthritis.html（2018年2月26日検索）

Memo

変形性股関節症・股関節脱臼

②股関節脱臼

疾患の概要

原因
- 高所からの転落受傷,交通事故によるダッシュボード損傷などによる外傷,人工骨頭置換術後,人工股関節全置換術後に術後合併症として生じることが多い.

症状
- 股関節痛,可動域制限などがみられる.
- 認知症などの高齢者,精神疾患患者などは,脱臼をしても疼痛を訴えないこともあるため注意する.

診断

身体所見
- 骨頭,白蓋の骨折を伴うことが多い.
- 重篤な合併症が生じることが多い.
- 特に後方脱臼では,股関節の屈曲,内転,内旋,下肢短縮,坐骨神経障害,循環障害がみられる.

画像所見
- 単純X線検査による斜位像,CT検査が有用である.

分類
- 後方脱臼,前方脱臼,中心性脱臼,下方脱臼,殿筋内脱臼に分類される(**図1**).後方脱臼が最も多い.

治療
- できるかぎり早急に徒手整復を行う.その後,安静,外転装具が基本となる.
- 徒手整復困難,骨折合併,易脱臼性の場合は,手術療法となる.

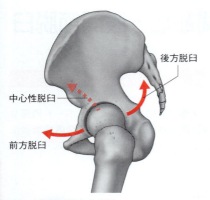

図1 ◆ 股関節脱臼の分類　　文献1）より引用

- 合併症として，坐骨神経麻痺，大腿骨頭壊死，外傷性変形性股関節症などがある．

観察のポイント

- 短縮や下肢の向きに注意する．循環障害，運動障害を確認する．

◆引用・参考文献
1) 德山直人：股関節脱臼．整形外科疾患ビジュアルブック第2版（落合慈之監），p.421-422，学研メディカル秀潤社，2018．

Memo

腰部脊柱管狭窄症

疾患の概要

- 脊柱管の周囲組織（骨，軟部組織）の加齢性変化によって脊柱管内の神経組織（馬尾，神経根）が圧迫され，神経症状が引き起こされた状態である（図1）．

症状

- 腰痛，下肢の疼痛・しびれ・筋力低下であり，狭窄が高度になれば膀胱直腸障害も生じてくる．
- 最も特徴的な症状は間歇性跛行で，馬尾型，神経根型，両者を合併した混合型がある．

〈馬尾性間歇性跛行〉

- 両下肢，殿部，および会陰部の異常感覚が特徴的である．
- しびれ，灼熱感，ほてり，下肢の脱力感などの訴えが多い．
- 残尿感や催尿感などの膀胱直腸障害を伴うこともある．

〈神経根性間歇性跛行〉

- 下肢や殿部の疼痛が特徴的である．

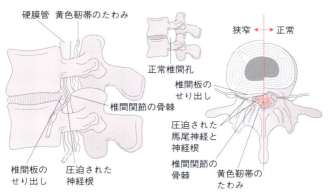

図1 ◆ 腰部脊柱管狭窄症

文献2）より引用

- 片側性の疼痛を訴えることが多いが、両側性の疼痛を呈する症例も存在する.

診断

- 神経学的所見と画像所見から診断を行う. 詳細については、p.387「腰椎椎間板ヘルニア」も参照のこと.

神経学的所見

- 最も特徴的な症状は、間欠性跛行である.
- 腰椎の前屈姿勢では後方からの圧迫が軽減されるが、後屈位や直立位では狭窄が強くなるため、長時間の歩行や立位姿勢を保持すると下肢に痛みやしびれが生じる. 腰椎を前屈させ安静とすると症状が軽減され、再び歩行可能となる（図2）.
- 閉塞性動脈硬化症などの血管性間欠性跛行では、腰椎前屈位で下肢症状は改善しないため鑑別に有用である.
- 高齢者では股関節や膝関節の痛みを殿部痛や下肢痛と訴えることもあり、正確な診断には注意が必要である.

画像所見

- 単純X線像では、腰椎のアライメント異常、椎間板腔の狭小化、椎体終板の骨硬化、椎体骨棘、分離すべり症や変性すべり症などがみられる.
- CT検査は、椎間関節の変性変化、肥厚、骨棘の突出など骨性脊柱管狭窄の評価に有用である.

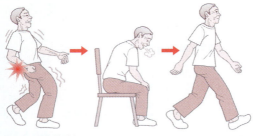

図2 ◆ 間欠性跛行　　　　　　　　　　　　文献3）より引用

- MRI像では，椎間板の後方突出，黄色靱帯の肥厚などによる硬膜管の圧迫がみられる．椎間孔での神経根の圧迫の評価にも有用である．
- 脊髄造影検査では，前屈位，後屈位，側屈位などさまざまな体位で狭窄の増悪がないか評価することができる．狭窄部位での造影剤の通過障害がみられる．
- 神経根造影・ブロックでは，神経根狭窄がある場合に神経根囊像の欠損がみられる．多椎間狭窄例では障害神経根の同定に有用であり，治療と診断の両方の意味をもつ．

治療

保存療法

- 初期治療として，薬物療法を中心とした保存療法を選択することが多い．
- 腰痛が強い場合は，局所安静を目的に腰椎軟性コルセットを処方することがある．
- 薬物療法としてプロスタグランジン製剤，ビタミンB_{12}製剤，プレガバリン（リリカ）などを用いる．
- 病態に応じて椎間関節ブロック，硬膜外ブロック，神経根ブロックなど各種ブロック治療を行う．

手術療法

- 神経症状が進行する場合，膀胱直腸障害が出現した場合，数か月の保存的治療で症状が改善しない場合には手術療法を検討する．
- 手術の術式は，拡大開窓術あるいは椎弓切除術による後方除圧術が基本である．
- 原因疾患や分離すべり症などに伴う不安定性に対して，固定術を併用することもある．

Memo

観察・ケアのポイント

- 疼痛や筋力低下の程度に応じて，食事介助や入浴・更衣等セルフケアの介助を検討する．
- 腰椎軟性コルセット装着時は，装具で圧迫される部位での皮膚トラブルに注意する．
- 四肢の筋力低下やしびれを経時的に評価し，神経症状が改善傾向であるか増悪傾向であるか把握に努める．
- あらたに膀胱直腸障害が出現した場合や神経症状の増悪が急速である場合は緊急手術が必要となるため，速やかに担当医に報告する．
- 術後は，ドレーンの出血量や性状に注意する．
- ドレーンから100mL/時を超える出血が続く場合は止血が不十分な可能性があり，漿液性の排液がある時は髄液漏の可能性がある．いずれも速やかに担当医に報告する．
- 体位交換時は腰部を捻転しないよう，また前後屈位をとらないように注意する．

◆引用・参考文献
1) 増田和浩：腰椎②腰部脊柱管狭窄症．整形外科ビジュアルナーシング（近藤泰児監），p.276-279，学研メディカル秀潤社，2015．
2) 下出真法：改訂新版中高年の坐骨神経痛，p.17，保健同人社，2007．
3) 落合慈之監：整形外科疾患ビジュアルブック第2版，p.322，学研メディカル秀潤社，2018．

Memo

頸椎症性脊髄症・神経根症

疾患の概要

- 頸椎の加齢性変化として骨棘形成，靱帯肥厚，椎間板の膨隆などが起こり，神経根や脊髄が圧迫された状態である．
- 神経根症を呈した状態が頸椎症性神経根症であり，脊髄症を呈した状態が頸椎症性脊髄症である（図1）．

神経根症（radiculopathy）

- 皮膚知覚帯に一致した疼痛，しびれ，知覚鈍麻を生じる．筋分節に一致した筋力低下や筋萎縮を伴う場合もある．

脊髄症（myelopathy）

- 上肢の感覚障害や筋力低下とともに巧緻運動障害を生じる．
- 具体的には，食事（箸の使用），書字，更衣（ボタンのかけ・はずし）が困難となる．
- 下肢では歩行障害が出現し，重症例では痙性歩行となる．
- 膀胱直腸障害は夜間頻尿や残尿感で発症し，重症例では尿閉をきたす．

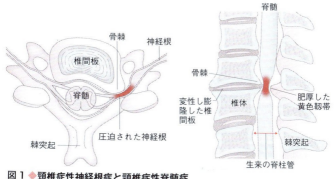

図1 ◆ 頸椎症性神経根症と頸椎症性脊髄症

文献1），2）を参考にして作成

診断

- 神経学的所見と画像所見から診断を行う.

神経学的所見

- 腱反射の亢進があれば,それよりも上位髄節での脊髄障害が示唆される.またホフマン(Hoffmann)反射やバビンスキー(Babinski)反射(**図2**)などの病的反射も脊髄症に伴う錐体路障害を示唆する.
- 触覚,痛覚,温・冷覚,振動覚の異常を確認する.異常部位と皮膚知覚帯を比較することで障害高位を診断する.神経根症ではジャクソン(Jackson)テストやスパーリング(Spurling)テスト(p.396)で患肢に放散痛が出現する.
- 各髄節の代表的な筋の徒手筋力テストを行うことにより,障害高位を診断する.なお脊髄症の場合では,初期には筋力低下を生じない場合が多い.

画像所見

- 単純X線検査では,正面および側面像では頸椎のアライメント異常,椎間腔の狭小化,椎体終板の骨硬化や椎体骨棘,脊柱管狭窄がみられる.
- CT検査では,骨棘や靭帯骨化による脊髄の圧迫がみられる.
- MRI検査では,脊髄圧迫や脊髄実質の信号変化,椎間板変

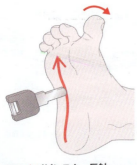

足底の外側線を指に向かってこすると母指が甲側に曲がること

図2 ◆ バビンスキー反射

文献3)より引用

性がみられる.
- 脊髄造影検査はペースメーカ挿入術後,閉所恐怖症など,MRI 像の撮影が禁忌あるいは困難な症例で検討する.造影剤の通過障害や神経根嚢像の欠損がみられる.

治療

保存療法
- まずは数週間の保存療法を行う.
  - 頸部の安静を目的として頸椎カラー装着を行う.持続的あるいは間欠的牽引療法を行う場合もある
  - 薬物療法としては,消炎鎮痛薬や筋弛緩薬,ビタミン B_{12} 製剤,プレガバリン(リリカ)などを用いる
  - 神経根障害には,ブロック療法も有効である

手術療法
- 保存療法に抵抗性の進行性麻痺および耐えがたい疼痛がある場合は,手術療法の適応となる.
  - 頸椎症性神経根症に対しては,一般的に前方からは頸椎前方除圧(固定)術が,後方からは椎間孔拡大術が行われる
  - 頸椎症性脊髄症に対する術式としては,前方からは前方除圧(固定)術が,後方からは椎弓形成術が行われる.1〜2椎間の限局性病変では前方法が,多椎間障害(3椎間以上)では後方法が選択されることが一般的である

観察・ケアのポイント

- 巧緻機能障害や歩行障害の程度に応じて,食事介助や入浴,更衣等セルフケアの介助を検討する.
- 頸椎カラー装着時は,装具で圧迫される部位での皮膚トラブルに注意する.
- 四肢の筋力低下やしびれを経時的に評価し,神経症状が改善傾向であるか,増悪傾向であるか把握に努める.
- あらたに膀胱直腸障害が出現した場合や神経症状の増悪が急速である場合は緊急手術が必要となるため,速やかに医師に報告する.

- 頸椎手術後には 5% 程度の頻度で上肢の筋力低下（C5 麻痺）が起こる．一時的な筋力低下であることが多いが，筋力が回復しない例もある．疑わしい場合は速やかに医師に報告する．
- 術後はドレーンの出血量や性状に注意する．
- ドレーンから 100mL/ 時を超える出血が続く場合は止血が不十分な可能性があり，漿液性の排液がある時は髄液漏の可能性がある．いずれも速やかに医師に報告する．
- 頸椎の過伸展はインプラントの脱転や神経根症の原因となるため，臥床の際は頸椎中間位から軽度屈曲位となるように枕の高さを調節する．

◆ 引用・参考文献
1) 日本整形外科学会：頸椎症性神経根症，症状・病気をしらべる，https://www.joa.or.jp/public/sick/condition/cervical_radiculopathy.html（2018 年 2 月 26 日検索）
2) 日本整形外科学会：頸椎症性脊髄症，症状・病気をしらべる，https://www.joa.or.jp/public/sick/condition/cervical_spondylotic_myelopathy.html（2018 年 2 月 26 日検索）
3) 落合慈之監：整形外科疾患ビジュアルブック第 2 版，p.201，279-283，学研メディカル秀潤社，2018．

Memo

頸椎椎間板ヘルニア

疾患の概要

- 椎間板の加齢性変化や外傷により変性した椎間板の繊維輪が断裂し，髄核が脊柱管内あるいは椎間孔内へと脱出し，神経根や脊髄が圧迫された状態である（**図1**）．
- 脱出方向は，正中，傍正中，外側に分けられる．正中ヘルニアは脊髄症，外側ヘルニアは神経根症をきたすことが多い．

診断

- 神経学的所見と画像所見から診断を行う．

神経学的所見

- 腱反射の減弱あるいは消失があれば，そのレベルでの障害が示唆される．腱反射の亢進があれば，それよりも上位髄節での脊髄障害が示唆される．病的反射の有無も確認する．
- 触覚，痛覚，温・冷覚，振動覚の異常を確認する．異常部位と皮膚知覚帯を比較することで障害高位を診断する．ジャクソン（Jackson）テストやスパーリング（Spurling）テスト

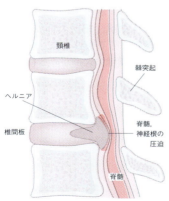

図1 ◆ 頸椎椎間板ヘルニア　　文献1）より引用

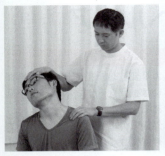 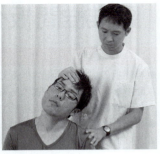

図2 ◆スパーリングテスト

(**図2**)で患肢に放散痛が出現する．
- 各髄節の代表的な筋の徒手筋力テスト（MMT）を行うことにより，障害高位を診断する．

画像所見

- 単純X線検査では異常所見を示すことは少ないが，椎間板腔の狭小化がみられることがある．
- CT検査では突出した髄核が確認される場合もあるが，その感度はMRI像に劣る．
- MRI検査では，椎間板ヘルニアの後方への脱出と脊髄・神経根の圧迫がみられる．
- 脊髄造影検査はペースメーカ挿入術後，閉所恐怖症など，MRIの撮影が禁忌あるいは困難な症例で検討する．椎間板高位での造影剤の通過障害や神経根嚢像の欠損がみられる．

Memo

治療

保存療法
- 数週間の保存療法を行う．治療内容は頸椎症性神経根症に準じる．
- 頸部の安静を目的として頸椎カラー装着を行う．持続的あるいは間欠的牽引療法を行う場合もある．
- 薬物療法としては，消炎鎮痛薬や筋弛緩薬，ビタミンB_{12}製剤，プレガバリン（リリカ）などを用いる．
- 疼痛が強い場合は，頸部硬膜外ブロック・神経根ブロックなど各種ブロック療法を行う．

手術療法
- 数週間の保存療法に抵抗性であり，上肢の運動・感覚障害あるいは激しい上肢痛が持続する場合，手指の巧緻機能障害や排尿障害などの脊髄症の症状が出現した場合には手術療法を検討する．
- 前方からは前方除圧固定術が，後方からは椎弓形成術が行われる．
- 前方手術において頸椎アライメントの維持や移植骨の脱転を予防する目的で，金属性のプレートやケージなどのインプラントを使用することがある．

観察・ケアのポイント
- 疼痛や筋力低下の程度に応じて，食事介助や入浴・更衣等セルフケアの介助を検討する．
- 頸椎カラー装着時は，装具で圧迫される部位の皮膚トラブルに注意する．
- 四肢の筋力低下やしびれを経時的に評価し，神経症状が改善傾向であるか，増悪傾向であるか把握に努める．
- あらたに膀胱直腸障害が出現した場合や神経症状の増悪が急速である場合は緊急手術が必要となるため，速やかに医師に報告する．
- 術後はドレーンの出血量や性状に注意する．
- ドレーンから100mL/時を超える出血が続く場合は止血が

不十分な可能性があり，漿液性の排液があるときは髄液漏の可能性がある．いずれも速やかに医師に報告する．
- 前方除圧固定術においては，術後に咽頭浮腫に伴って気道閉塞をきたすことがあるため，呼吸状態に注意する．
- 頸椎の過伸展はインプラントの脱転や神経根症の原因となるため，臥床の際は頸椎中間位から軽度屈曲位となるように枕の高さを調節する．

◆**引用・参考文献**
1) 東成一：頸椎椎間板ヘルニア．整形外科疾患ビジュアルブック第2版（落合慈之監），p.287-289，学研メディカル秀潤社，2018．
2) 大西惟貴：脊椎．整形外科ビジュアルナーシング（近藤泰児監），p.34，学研メディカル秀潤社，2015．

Memo

腰椎椎間板ヘルニア

疾患の概要

- 椎間板の加齢性変化や外傷により変性した椎間板の線維輪が断裂し、髄核が脊柱管内あるいは椎間孔内へと脱出し、馬尾や神経根が圧迫された状態である（図1）.
- 単なる膨隆から完全に脱出し遊離するものまで分類される（図2）.
- ヘルニア塊による神経の機械的圧迫や炎症性サイトカインが放出されることで、腰痛や下肢痛（片側であることが多い）を引き起こす.

診断

- 神経学的所見と画像所見から診断を行う.

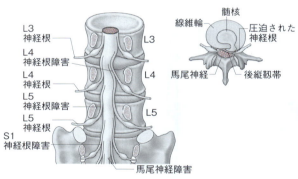

図1 ◆ 腰椎椎間板ヘルニア　　　　　　　　　　文献1）より引用

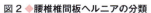

a. 膨隆（bulging）　b. 突出（protrusion）　c. 脱出（extrusion）　c. 遊離脱出　d. 硬膜内脱出（sequestration）

図2 ◆ 腰椎椎間板ヘルニアの分類　　　　　　　文献1）より引用

神経学的所見

- 腱反射の減弱あるいは消失があれば,そのレベルでの障害が示唆される.
- 触覚,痛覚,温・冷覚,振動覚の異常を確認する.異常部位と皮膚知覚帯を比較することで障害高位を診断する.ケンプ(kemp)テスト,大腿神経伸展テスト(FNS),下肢伸展挙上テスト(SLR)で患肢に放散痛が出現する(**図3**).
- FNSテストはL2/3,L3/4椎間,SLRテストはL4/5,L5/S1椎間のヘルニアを示唆する.
- 各髄節の代表的な筋の徒手筋力テストを行うことにより,障害高位を診断する.

画像所見

- 単純X線画像やCT画像では,椎間板腔の狭小化がみられる.
- MRI画像では,椎間板ヘルニアの後方への脱出と脊髄・神

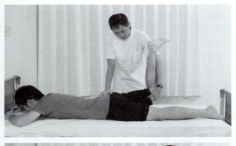

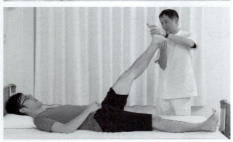

図3 ◆ FNSテスト,SLRテスト

経根の圧迫がみられる．
- 無症候性の椎間板変性や突出も多いため，MRIなどの画像所見と神経学的高位などの臨床所見が一致するか慎重に検討するべきである．
- 脊髄造影では，椎間板高位での造影剤の通過障害や神経根嚢像の欠損がみられる．障害神経根の同定に有用であり，治療と診断の両方の意味をもつ．

治療

保存療法
- 椎間板ヘルニアは自然消退することがあり，特に後縦靭帯を穿破した脱出ヘルニアは吸収される割合が高い．
- 腰痛・下肢痛は時間とともに軽減することが多く，保存療法が原則である．
- 急性期には局所の安静を指示し，症状が強ければ腰椎軟性コルセット装着を行う．
- 薬物療法としては，消炎鎮痛薬や筋弛緩薬，ビタミンB_{12}製剤，プレガバリン（リリカ）などを用いる．
- 疼痛が強い場合は，硬膜外ブロック，神経根ブロックなどの各種ブロック療法を行う．

手術療法
- 神経症状が進行する場合，膀胱直腸障害が出現した場合，数か月の保存的治療で症状が改善しない場合には手術療法を検討する．
- 手術療法は後方髄核摘出術（LOVE法）が一般的で，術後に腰椎の不安定化が懸念される場合には固定術を追加する．
- 近年では内視鏡や顕微鏡を用いた低侵襲手術も行われており，社会生活への早期復帰が可能となっている．
- その他の治療として椎間板内酵素注入療法，レーザー椎間板蒸散法などがあるが適応には慎重を要する．

観察・ケアのポイント
- 疼痛や筋力低下の程度に応じて，食事介助や入浴・更衣等セ

- ルフケアの介助を検討する.
- 腰椎軟性コルセット装着時は, 装具で圧迫される部位での皮膚トラブルに注意する.
- 四肢の筋力低下やしびれを経時的に評価し, 神経症状が改善傾向であるか, 増悪傾向であるか把握に努める.
- あらたに膀胱直腸障害が出現した場合や神経症状の増悪が急速である場合は, 緊急手術が必要となるため, 速やかに医師に報告する.
- 術後は, ドレーンの出血量や性状に注意する.
- ドレーンから100mL/時を超える出血が続く時は止血が不十分な可能性があり, 漿液性の排液がある時は髄液漏の可能性がある. いずれも速やかに医師に報告する.
- 体位交換時は腰部を捻転しないよう, また前後屈位をとらないように注意する.

◆引用・参考文献
1) 早川謙太郎:腰椎椎間板ヘルニア. 整形外科疾患ビジュアルブック第2版 (落合慈之監), p.315-318, 学研メディカル秀潤社, 2018.
2) 大西惟貴:脊椎. 整形外科ビジュアルナーシング (近藤泰児監), p.34-35, 学研メディカル秀潤社, 2015.

Memo

関節リウマチ

疾患の概要

- 関節リウマチは,多発性の関節炎を主症状とする原因不明の全身性疾患である.
- 遺伝的な要因と環境的な要因があると考えられている.

症状

- 関節症状と関節外症状とに分けられる.
- 慢性的な炎症があることで,さまざまな症状がみられる.

〈関節症状〉

- 朝のこわばり,疼痛,腫脹,関節動揺性,関節可動域制限,変形
- 関節炎は左右対称性に生じる.
- 変形
    - 手指:尺側偏位,スワンネック変形,ボタン穴変形,オペラグラス手(図1)
    - 足趾:外反母趾,扁平三角変形,マレット趾,ハンマー趾,クロー趾
- 足底に有痛性胼胝形成を認めることがある.
- 環軸関節亜脱臼

〈関節外症状〉

- 全身症状:熱発
- リウマトイド結節
- 上強膜炎,ドライアイ,乾燥性角結膜炎
- 血液障害:貧血,白血球減少

尺側偏位　　スワンネック変形　　ボタン穴変形　　オペラグラス手

図1 ◆ 手指の変形　　　　　　　　　　　　　　　文献4)より引用

- アミロイドーシス：手根管症候群，ネフローゼ（腎），下痢（腸）
- 呼吸器症状：間質性肺炎，肺線維症，胸膜炎
- 心・血管障害：リンパ浮腫，心外膜炎
- 骨粗鬆症
- 腱鞘滑膜炎

診断

検査所見

〈X線検査〉
- 関節周囲の骨萎縮，関節辺縁のびらん（erosion），骨洞（geode），関節裂隙狭小化，関節面の破壊，関節亜脱臼・脱臼
- 関節破壊の程度の評価にLarsen分類，modified sharpスコアが用いられる．

〈MRI検査〉
- 軟部組織の評価：滑膜，腱，骨髄，関節軟骨，靭帯など評価する．

〈エコー検査〉
- 肉眼では見ることができない関節炎をとらえられる．
- 診断の精度を高め，診断時期を早めることができる．

分類
- 関節リウマチ新分類（ACR/EULAR2010）：腫脹または圧痛のある関節数，血清反応，滑膜炎の罹患期間，炎症反応をスコア化したもの．
- 関節リウマチ病変の進行の程度：Steinbrockerのstage分類
- 関節リウマチの機能障害：ACRのclass分類
- 疾患活動性の評価 DAS28-CRP，DAS28-ESR
- HAQ：日常生活活動の障害度を点数化したもの．

治療

treat to target(T2T)
- 目標達成に向けた治療戦略

薬物療法
- 非ステロイド性炎症薬(NSAIDs)
- 副腎皮質ステロイド
- 疾患修飾性抗リウマチ薬(DMARDs)
- メトトレキサートがアンカードラッグとして位置づけられている.
- bDMARDs:生物学的製剤
- csDMARDs:免疫調整薬,免疫抑制薬
- tsDMARDs:分子標的型抗リウマチ薬

手術療法
- 滑膜切除術
- 切除関節形成術
- 関節固定術
- 人工関節置換術
- 腱移行術,腱移植術
- 脊椎に対する手術

リハビリテーション
- リウマチの時期によって,行うリハビリテーションが異なる.
- 炎症の強いときは痛みのコントロール,局所の安静を図り,炎症が落ち着いた際に関節の運動や筋肉増強訓練を行う.
- 運動療法のほか,物理療法の理学療法(図2),作業療法,装具療法がある.

観察のポイント

- 関節リウマチ患者の熱発,食欲低下,咳嗽の出現は感染,薬剤性,疾患によるものを考える.
- 関節リウマチ患者は,皮膚や骨の脆弱性があるため扱いに注意する.

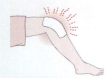 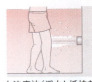 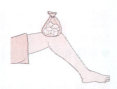

温熱療法
(ホットパックを利用)

水流療法(浮力と抵抗を利用. 低負荷の運動)

寒冷療法(疼痛の軽減, 炎症の緩和)

図2 ◆ 理学療法の例

文献4)より引用

- リウマチ性疾患,悪性関節リウマチ,若年性関節リウマチについては,成書を参照のこと.

◆引用・参考文献
1) 馬場久敏ほか編:標準整形外科学, 第12版, p.265-269, 医学書院, 2014.
2) 岩本幸英編:神中整形外科学上巻, 第23版, p.513, 南山堂, 2013.
3) 医療情報科学研究所:病気がみえる vol11 運動器・整形外科, p.383, メディックメディア, 2017.
4) 落合慈之監:整形外科疾患ビジュアルブック第2版, p.175-179, 学研メディカル秀潤社, 2018.

Memo

コンパートメント症候群

疾患の概要

- 四肢の筋膜で覆われた筋区画(コンパートメント)において,さまざまな原因で内圧の上昇が起こり,筋区画内の神経や筋肉が循環不良による阻血障害をきたした状態である.

症状

- 内圧上昇の原因は外傷(血種や筋肉の挫滅),局所の長時間の圧迫(きついギプスや包帯,手術時の無理な閉創)など多岐にわたり,前腕(図1)と下腿(図2)に好発する.
- 症状としては,冷感(poikilothermy),蒼白(pallor),疼痛(pain),脈拍消失(pulselessness),知覚異常(paresthesia),運動麻痺(paralysis)の6Pがあげられる.
- 阻血が数時間であれば障害は可逆的であるが,長時間に及ぶ阻血は不可逆的な変化をきたし,拘縮や神経麻痺などの重篤な後遺症を残す.

診断

- 臨床症状から本症を疑い,コンパート内圧の測定で確定診断を行う.

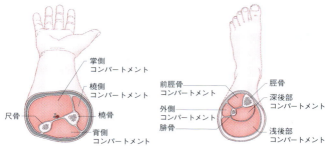

図1 ◆ 前腕のコンパートメント　**図2 ◆ 下腿のコンパートメント**
図1,2とも文献1)より引用

- コンパートメント内圧が 40mmHg 以上の場合や拡張期血圧とコンパートメント内圧の差が 20〜30mmHg 以下の場合に同疾患と診断とする．
- コンパートメント内圧の測定には専用の測定器があるが，観血的動脈圧ラインモニターを用いた測定が簡便である．

治療

- ギプス・包帯などの外固定がある場合は，速やかに除去して内圧の低下を図る．
- 外固定の除去で症状が軽快しない場合は，筋膜切開による緊急の除圧手術が必要となる．

観察・ケアのポイント

- 外傷に対してギプス・包帯による固定を受けている患者では本症の可能性についてよく説明し，急性期には局所の安静，挙上・クーリングを徹底して予防に努める．
- コンパートメント症候群の徴候である 6P（冷感，蒼白，疼痛，脈拍消失，知覚異常，運動麻痺）に注意を払う．6P のすべてがそろってからでは手遅れであることが多いため，疑われる際は速やかに医師に報告をする．
- 外傷後は腫脹軽減のために患肢の挙上とクーリングを行うが，コンパートメント症候群ではすでに区画内が阻血に陥っているため，疑われる場合はクーリングを中止し，患肢の挙上は心臓と同程度にする．

◆引用・参考文献
1) 落合慈之監：整形外科疾患ビジュアルブック第 2 版，p.246，学研メディカル秀潤社，2018．

Memo

末梢神経障害
①肘部管症候群

疾患の概要

- 尺骨神経は上腕骨内側上顆背側にある尺骨神経溝を走行しているが，肘部管を構成する靭帯の肥厚や占拠性病変などによる圧迫を受けることで環指・小指の手指のしびれや筋力低下を生じる．
- 幼少期の肘関節周囲骨折後に生じる遅発性尺骨神経麻痺，変形性肘関節症に伴うものなどがある．

症状

- 環指尺側と小指のしびれ，手指の巧緻性障害，肘内側の疼痛などがみられる．
- 骨間筋の麻痺が進行すると鷲手変形（claw finger）（**図1**）を生じる．

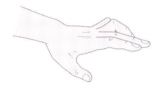

図1 ◆鷲手変形

Memo

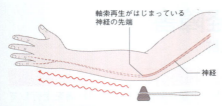

図2 ◆ティネル様徴候

診断

- 肘関節を屈曲位にし続けることで神経の圧迫が強くなり，しびれが増悪する（肘屈曲テスト）．
- 肘関節内側の肘部管近辺を叩打すると，尺骨神経領域に放散痛を認めるティネル（Tinel）様徴候（**図2**）がみられる．
- 両手の母指と示指の間に紙などを挟み，左右に引っ張り合うと母指の第1関節が曲がるフロマン徴候がみられる．
- 神経伝導速度検査で頸椎疾患との鑑別を行う．

治療

- 進行性であるため，手術療法を行う．
- ・単純除圧術，キング（King）変法，皮下・筋層下前方移行術など

観察のポイント

- 手指の知覚異常，麻痺の変化を観察する．
- 術後は血腫等により麻痺の増悪がみられることがあるため，経時的な観察を行う．

ケアのポイント

- 術後は浮腫を予防するため，上肢を挙上する．
- 手指の自動運動を励行する．

◆引用・参考文献
1）落合慈之監：整形外科疾患ビジュアルブック第2版，p.206，学研メディカル秀潤社，2018．

末梢神経障害
②手根管症候群

疾患の概要
- 手関節掌側にある屈筋支帯と手根骨との間で作られる手根管には，正中神経や手指の屈筋腱が存在する．

症状
- 屈筋支帯の肥厚や占拠性病変などにより手根管内が狭小化すると正中神経が圧迫され，母指から環指橈側のしびれや母指球筋の筋力低下，巧緻性障害を生じる（図1）．
- 夜間や早朝に，指尖部の強い痛みやしびれを訴えることが多い．
- 妊娠期や閉経期の女性に多く，男女比は約1：9で女性が圧倒的に多い．

診断
- ファーレン（Phalen）テスト：手関節を1分間掌屈位に保つ

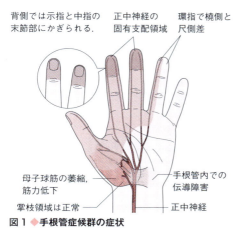

図1 ◆ **手根管症候群の症状**

文献1）より引用

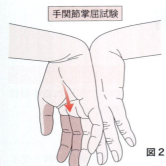

図2 ◆ ファーレンテスト
（手関節掌屈位試験） 文献1）より引用

ことで症状が増悪する（図2）.
- ティネル（Tinel）様徴候：手掌部で正中神経を皮膚上から叩打することで，正中神経領域に放散痛を認める.
- 神経伝導速度検査：手根管内で伝導速度の遅延がみられる.

治療

- ビタミン B_{12} 製剤の内服，手関節装具による局所の安静，副腎皮質ステロイド剤の手根管内注射などの保存治療が行われるが，改善しない場合は手根管開放術などの手術治療を選択する.
- 母指外転筋の筋力低下が著しくつまみ動作がしづらい場合には，腱移行術による母指対立再建術が追加で行われる.

観察のポイント

- 手指の知覚異常，麻痺の変化を観察する.

ケアのポイント

- 術後は浮腫を予防するため上肢を挙上する.
- 手指の自動運動を励行する.

◆引用・参考文献
1) 埜井隆：手根管症候群．整形外科疾患ビジュアルブック第2版（落合慈之監），p.395-396，学研メディカル秀潤社，2018．

末梢神経障害
③糖尿病性神経障害

疾患の概要

- 糖尿病性神経障害は，糖尿病患者における最も重要な合併症の1つである．
- 感覚・運動神経障害では，発症早期に下肢末端に自発痛・しびれ感・錯覚感・感覚鈍麻などの感覚異常が出現し，上肢にも症状が現れる．
- 運動神経障害は目立たないが，病期が進むと足内在筋の萎縮や足の変形が認められる．
- その他，自律神経障害では多様な病態を呈し患者の日常生活は大きく損なわれる．
- ・起立性低血圧症，糖尿病性腎症，神経因性膀胱，性機能異常などがあげられる
- リスク因子には血糖コントロールの不良，罹病期間，高血圧，脂質異常，喫煙，飲酒などがあるが，最も重要な因子は血糖コントロールの不良であり，血糖コントロールが不良な症例では高頻度に神経障害が出現する[1]．

診断

- 神経症状の聴取を行うとともに，痛覚，触覚などの表在感覚検査（**図1**）と振動覚などの深部感覚検査（**図2**），アキレス腱反射などの検査を実施し総合的に評価する．

治療

- 原疾患のコントロール状態を良好に保つことが重要である．
- 禁酒，禁煙などの生活習慣の改善を指導する．

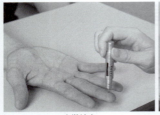
痛覚検査

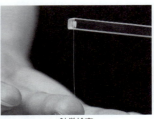
触覚検査

図1 ◆ 表在感覚検査

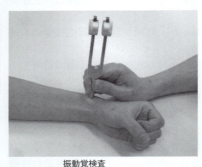
振動覚検査

図2 ◆ 深部感覚検査

観察のポイント

- 痛覚が低下しており，四肢末梢に創ができていることに気づかず放置することで，初診時には重症化していることが多い．
- 糖尿病患者では末梢循環不全があるため，創治癒が進まず，次第に壊疽となり切断に至ることもある．創ができていないかを体表の観察を行う．

◆引用・参考文献
1) 日本糖尿病学会編：糖尿病神経障害．糖尿病診療ガイドライン 2016，p.224，南山堂，2016．
2) 落合慈之監：整形外科疾患ビジュアルブック第2版，p.52，学研メディカル秀潤社，2018．

脊髄損傷

疾患の概要
- 外傷を契機として脊髄実質が障害された状態である．
- 外力による機械的破壊や出血に伴い一次的損傷が生じ，その後の脊髄実質の循環・代謝障害に伴う二次的損傷を生じる．
- 感覚・運動・反射の障害あるいは消失と，自律神経障害により諸臓器に随伴症状や合併症を生じる．

症状
- 主な随伴症状として急性期には呼吸障害，循環障害，排尿障害が生じ，呼吸・循環の安定化のために全身管理を要する．
- 重度の脊髄損傷では，受傷直後に損傷部位以下の脊髄が脊髄ショック（spinal shock）に陥り，運動，感覚機能および脊髄反射がすべて消失し，自律神経機能も停止する．
- 一般に 24 時間〜 48 時間以内に脊髄ショックから離脱するといわれているが損傷部位，症状により差異がある．
- 離脱した時点で不全麻痺であれば運動や感覚の一部に回復が認められる．
- 慢性期には，褥瘡，尿路感染症，誤嚥性肺炎，深部静脈血栓症などの合併症を発症する．

診断

分類
- 麻痺の程度により完全麻痺と不全麻痺に分類される．麻痺の評価法としてはフランケル（Frankel）分類が広く用いられている（**表1**）．
- 高位診断として，正常な感覚・運動機能を保つ最下位の髄節を機能的レベルとする．損傷高位により四肢麻痺や対麻痺に分類される（**表 2**）．

身体所見
- 完全麻痺か不全麻痺かの診断には，脊髄ショックからの離

表1 ◆ フランケル（Frankel）分類

分類	麻痺の程度
complete (A)	運動知覚完全麻痺
sensory only (B)	運動完全麻痺，知覚はある程度残存
motor useless (C)	運動機能はあるが実用性は無い
motor useful (D)	実用的運動機能があり，補助歩行ないし独歩可能
recovery (E)	運動知覚麻痺無し（反射異常はあってもよい）

表2 ◆ 損傷高位と麻痺の分類

損傷高位	分類
脳幹-C3	呼吸麻痺
C4-C8	四肢麻痺
T1-S1	対麻痺
S2-S5	会陰対麻痺

脱の確認が不可欠である．球海綿体反射（BCR）あるいは肛門反射が認められれば離脱と診断できる（**図1**）．
・球海綿体反射は，亀頭を握る，あるいは陰核を叩くと球海綿体筋と肛門括約筋が収縮する反射である．
・肛門反射は，肛門に指を入れたり，肛門周囲の皮膚を針で軽く引っ掻くと肛門が収縮する反射である．

画像所見

- 単純X線検査では頸椎のアラインメント，脊柱管前後径，各種骨化症，頸椎前方の軟部組織腫脹を評価する．
- CT検査は，脊髄損傷に合併した脱臼や骨折の診断に有用である．
- MRI検査は，脊髄実質の損傷や靭帯損傷，合併する椎間板ヘルニアの評価に有用である．脊髄損傷の確定診断には最も有用な検査であるが，撮影に時間がかかるため患者の全身状態に注意が必要である．

治療

- 全身状態の管理と，二次的な脊髄損傷や麻痺に伴う合併症の予防に努める．

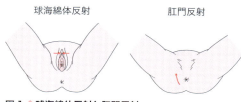

図1 ◆ 球海綿体反射と肛門反射

- 高エネルギー外傷では実質臓器損傷や四肢・体幹部の骨折を合併していることが多く，それらに対する治療も並行して行う．特に頸髄損傷は頭部外傷の合併例が多く注意を要する．
- 頸髄損傷では自律神経障害に伴う血圧低下をきたし，頸髄−胸髄損傷では横隔膜や肋間筋の麻痺に伴う呼吸機能障害をきたす．血圧の維持のため輸液や昇圧薬の投与を行い，呼吸管理のためには気道確保や気管切開を要することがある．
- 排尿中枢への神経伝導路が遮断されるために，排尿障害をきたす．尿閉に対してはバルーン留置し，尿路感染症の予防のためには適切な輸液を行い尿量確保に努める．

保存療法

- 脊髄の二次的な損傷を予防する目的で，頸椎カラーや各種装具による固定を行う．
- 薬物療法として受傷後8時間以内の大量ステロイド投与が行われる（メチルプレドニゾロンコハク酸エステルナトリウム 30mg/kg を15分間で投与，45分後より 5.4mg/kg/時で23時間持続点滴投与）．感染，高血糖，胃潰瘍などの合併症があるためリスク・ベネフィットを十分に勘案したうえで行う．

手術療法

- 脊椎の圧迫が強い例，脱臼や骨折がある例では除圧術や固定術などを行う．

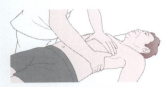

図2 ◆ 徒手による呼吸訓練

観察・ケアのポイント

- 自律神経障害に伴う血圧低下や徐脈に注意する．特にベッドアップ時には起立性低血圧をきたしやすいため，安静度の変更があった際は注意する．
- 呼吸筋麻痺に伴う胸郭運動の消失や腹式呼吸の出現に注意する．
- 頸椎カラーによる伸展位固定や排痰機能の低下によって誤嚥性肺炎や窒息をきたすことがあるため，摂食時・内服時の嚥下と呼吸状態に注意する．
- 嚥下の状態に応じて，水分にとろみをつける，きざみ食など食事の工夫をする，薬剤を口腔内崩壊錠に変更するといった食事・内服形態の変更を行う．
- 無気肺や肺炎の予防のために，体位ドレナージや排痰介助など呼吸訓練を行う徒手による胸郭拡張運動などを行う（**図2**）．
- 体幹・四肢の運動・感覚障害の程度を正確に経時的に観察記録し，麻痺が改善傾向か増悪傾向か注意を払う．
- 痛覚過敏がある患者では，ケアの際になるべく痛覚過敏の部位を避けて触るよう配慮する．
- 温痛覚低下がある患者では，装具装着部位や褥瘡好発部位での疼痛を自覚することが困難であるため，皮膚観察には特に注意を払い皮膚保護剤の併用も検討する．

◆引用・参考文献
1) 落合慈之監：整形外科疾患ビジュアルブック第2版．p.55，学研メディカル秀潤社，2018．
2) 落合慈之監：リハビリテーションビジュアルブック第2版．p.240-249，学研メディカル秀潤社，2016．

代謝性疾患
①骨粗鬆症

疾患の概要
- 閉経や加齢などに伴い，骨吸収が骨形成を上回ることで生じる．
- 骨強度の低下を特徴とし，骨折のリスクが増大しやすい状態である．
- 世界保健機関（WHO）は「骨粗鬆症は，低骨量と骨組織の微細構造の異常を特徴とし，骨の脆弱性が増大し，骨折の危険性が増大する疾患である」と定義している[1]．

診断

身体所見
- 骨粗鬆症関連骨折である橈骨遠位端骨折，大腿骨近位部骨折，脊椎圧迫骨折などを起こしていることが多い．
- 骨強度の低下のみで疼痛を伴うことはなく，無症状であることも多い．

検査
〈画像検査〉
- 単純X線検査，CT検査，MRI検査などが用いられる．
- MRI検査では，新規の骨折を検出することができる．

〈骨密度検査〉
- DXA法，MD法，QCT法，QUS法などがある．

〈血液検査〉
- 骨吸収マーカーであるDPDやNTX，TRACP-5b及び骨形成マーカーBAP，P1NPなどを測定する．

治療
- 薬物療法や運動療法などの保存療法が適応される．

薬物療法
- 骨粗鬆症の重症度，患者のアドヒアランスによって薬剤を選択することが必要である．

〈ビスフォスフォネート製剤〉
- アレンドロン酸，リセドロン酸，エチドロン酸，ミノドロン酸など．第一選択薬は，アレンドロン酸，リセドロン酸．
- 強力な骨吸収抑制作用による骨量の減少を抑制する．

〈SERM〉
- ラロキシフェン，バゼドキシフェン
- エストロゲン作用により骨吸収を抑制する．
- 閉経後骨粗鬆症の患者に使用する．

〈活性型ビタミン D_3 製剤〉
- アルファカルシドール，カルシトリオール
- 腸管からのカルシウム吸収を促進し骨量減少を抑制する．

〈副甲状腺ホルモン製剤〉
- テリパラチド
- 強力な骨形成作用があり，既存の骨折がある重度骨粗鬆症患者に対して使用される．
- 自己注射や週1回の皮下注射などを受ける必要があり，治療期間に18〜24か月の制限がある．

〈抗RANKL抗体製剤〉
- デノスマブ
- 破骨細胞の作用を抑制することで骨量減少を抑制する．
- 6か月に1回の皮下注射を行う．

〈その他〉
- イプリフラボン
- 女性ホルモン製剤

運動療法
- 歩行，ランニング，エアロビクスなどが推奨される．

> 自施設で推奨している運動療法

予防
- 「骨粗鬆症の治療と予防のガイドライン」によって，以下の項目が推奨されている[2]．
- ・適正体重の維持とやせの防止
- ・適切な運動
- ・栄養指導
- ・喫煙と過度の飲酒は避ける

観察のポイント
- 脊椎圧迫骨折を生じている患者では，脊柱管内への骨片突出により神経を圧迫し麻痺を生じることがあるため，下肢の神経学的異常所見の有無を定期的に観察する．
- 神経損傷の部位によっては膀胱直腸障害が生じ突然に尿閉を生じることがあり，排泄時の違和感等が出現した場合は担当医師に連絡する

ケアのポイント
- 易骨折性であるため転倒に注意する．
- 転倒予防には，開眼片脚起立（ダイナミックフラミンゴ体操：**図1**），ウォーキング，太極拳，ゲートボールなどが効果的である．
- 脊椎圧迫骨折を生じている患者では，椎体圧潰リスクがあり一定期間の臥床安静やコルセット（**図2**）等の装具着用を要するため，安静度に応じて食事や日常生活動作の介助を行う．

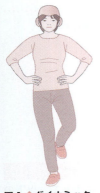
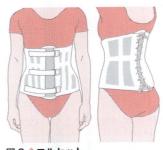

図1◆ダイナミックフラミンゴ体操

図2◆コルセット

図1,2とも文献3)より引用

● 安静期間が長く深部静脈血栓症の発症リスクが高いため血栓形成予防を行う.

◆引用・参考文献
1) 骨粗鬆症の予防と治療ガイドライン作成委員会編:骨粗鬆症の概念および定義. 骨粗鬆症の予防と治療ガイドライン2015年版, p.2, ライフサイエンス出版, 2015.
2) 骨粗鬆症の予防と治療ガイドライン作成委員会編:骨粗鬆症の予防. 骨粗鬆症の予防と治療ガイドライン2015年版, p.44-47, ライフサイエンス出版, 2015.
3) 落合慈之監, 整形外科疾患ビジュアルブック第2版, p.74, 196, 学研メディカル秀潤社, 2018.

Memo

代謝性疾患
②痛風

疾患の概要

- 男性に多く,高尿酸血症により関節内に針状の尿酸結晶が析出することで滑膜炎を生じ,関節痛を誘発する疾患である.
- 好発部位は母趾 MTP 関節で,発赤,熱感,腫脹,疼痛を生じる.発作による疼痛は激烈であることが多い.
- 一般的に約1~2週間で軽快し,無症状となるが,無治療で放置しておくと,発作の頻度が慢性関節炎,痛風結節(**図1**)などを引き起こす.

診断

- 血液検査では血清尿酸値の上昇,CRP 陽性,白血球増多を認めることが多い.
- 関節液中の尿酸結晶の検出による確定診断に至る.血清中の尿酸値は発作時に低下していることがあり高値とはかぎらない.

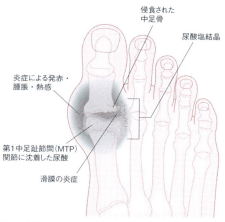

図1 ◆ 痛風結節の病態

治療
- 消炎鎮痛薬の投与を行う．
- 発作による疼痛が改善した時点で，食事療法（プリン体，カロリー制限），運動療法などの生活指導や薬物療法などの高尿酸血症に対する治療を開始する．

観察のポイント
- 化膿性関節炎との鑑別を要することがあり，関節腫脹や皮膚色調変化の有無を観察する．

ケアのポイント
- 局所の挙上，クーリングを励行する．

◆引用・参考文献
1) 徳山直人：痛風・偽痛風．整形外科疾患ビジュアルブック（落合慈之監），p.155-156，学研メディカル秀潤社，2012．

Memo

代謝性疾患
③偽痛風

疾患の概要
- ピロリン酸カルシウム結晶が関節内に沈着し滑膜炎を生じることで起こる関節痛である．
- 局所所見は痛風発作と同様であるが，高齢者の膝関節，手関節，足関節などの大関節に発症することが多い．
- 80歳以上の高齢者に多く，男女差はない．

診断
- 血液検査では血清尿酸値の上昇，CRP陽性，白血球増多を認めることが多い．
- 関節液中のピロリン酸カルシウム結晶が観察される．
- 偽痛風の関節液は黄白色で混濁しており，化膿性関節炎との鑑別が重要である．
- 半月板の石灰化が単純X線で認められる．

治療
- 局所の安静，消炎鎮痛薬（NSAIDs）の投与などを行う．

観察のポイント
- 関節腫脹，皮膚色調変化の有無を観察する．

ケアのポイント
- 局所の挙上，クーリングを励行する．

Memo

付　録

整形外科のケアで必須の知識
①整形外科でおもに用いられる薬剤
②略語一覧
③解剖

付録① 整形外科でおもに用いる薬剤（消炎鎮痛薬，骨粗鬆症治療薬）

※取り扱い時の注意点を記入しよう．

●解熱鎮痛薬

薬剤名	商品名（例）	注意点
アスピリン	アスピリン	
メフェナム酸	ポンタール	
インドメタシン	インテバン，イドメシン，カトレップ，インサイド	
ジクロフェナクナトリウム	ボルタレン	
フェルビナク	セルタッチ	
エトドラク	ハイペン	
イブプロフェン	ブルフェン	
ケトプロフェン	モーラス	
ナプロキセン	ナイキサン	
ロキソプロフェンナトリウム水和物	ロキソニン	
ロルノキシカム	ロルカム	
メロキシカム	モービック	
セレコキシブ	セレコックス	
アセトアミノフェン	アセトアミノフェン，カロナール	

●ステロイド系抗炎症薬

薬剤名	商品名（例）	注意点
ヒドロコルチゾン	コートリル	
プレドニゾロン	プレドニゾロン，プレドニン	
プレドニゾロンコハク酸エステルナトリウム	水溶性プレドニン	
メチルプレドニゾロン	メドロール	
トリアムシノロンアセトニド	ケナコルト-A	
デキサメタゾン	デカドロン	
デキサメタゾンリン酸エステルナトリウム	デカドロン	
ベタメゾン	リンデロン	

●骨吸収抑制薬

薬剤名	商品名（例）	注意点
リセドロン酸ナトリウム水和物	ベネット，アクトネル	
ミノドロン酸水和物	リカルボン，ボノテオ	
アレンドロン酸ナトリウム水和物	フォサマック	
アレンドロン酸ナトリウム水和物	ボナロン	
ゾレドロン酸水和物	ゾメタ	
エルカトニン	エルシトニン	
ラロキシフェン塩酸塩	エビスタ	
バゼドキシフェン酢酸塩	ビビアント	
デノスマブ	プラリア	

●骨質改善薬

薬剤名	商品名（例）	注意点
アルファカルシドール	ワンアルファ，アルファロール	
エルデカルシトール	エディロール	

●骨形成促進薬

薬剤名	商品名（例）	注意点
テリパラチド	フォルテオ	
テリパラチド酢酸塩	テリボン	

Memo

付録② 略語一覧

略語	英語	日本語
ACL	anterior cruciate ligament	前十字靱帯
ACR	American College of Rheumatology	アメリカリウマチ学会
ADL	activities of daily living	日常生活動作
AE	above elbow	肘上
AK	above knee	膝上
ALS	advanced life support	二次救命処置
ARONJ	Anti-resorptive agents-related ONJ	骨吸収抑制薬関連顎骨壊死
BCR	bulbocavernous reflex	球海綿体反射
bDMARDs	biological DMARDs	生物学的製剤
BE	below elbow	肘下
BHA	bipolar hip arthroplasty	人工骨頭置換術
BK	below knee	膝下
BLS	basic life support	一次救命処置
CCS	cannulated cancellous screw	
CHS	compression hip screw	
CPM	continuous passive motion	持続的他動運動
CRT	capillary refilling time	毛細血管再充満時間
csDMARDs	conventional synthetic DMARDs	免疫調整薬,免疫抑制薬
CT	computed tomography	コンピュータ断層撮影
DIP	distal interphalangeal joint	遠位指節間関節
DMARDs	disease-modifying antirheumatic drugs	疾患修飾性抗リウマチ薬
DVT	deep venous thrombosis	深部静脈血栓症
DXA	dual energy X-ray absorptiometry	二重エネルギーX線吸収測定法
EULAR	European League against Rheumatic Diseases	欧州リウマチ学会
FNS	femoral nerve stretch (test)	腰神経伸展（テスト）
IADL	instrumental activities of daily living	手段的日常生活動作
IV-PCA	in-travenous patient-controlled analgesia	経静脈的自己調節鎮痛法
MD	microdensitometry	
MMT	manual muscle test	徒手筋力テスト
MP 関節	metacarpophalangeal joint	中手指節間関節
MPR	multi planar reconstruction	
MRI	magnetic resonance imaging	磁気共鳴画像
NPWT	negative pressure wound therapy	陰圧閉鎖療法
NSAIDs	non-steroidal anti-inflammatory drugs	非ステロイド性抗炎症薬
PCEA	patient-controlled epidural analgesia	自己調節硬膜外鎮痛法
PCL	posterior cruciate ligament	後十字靱帯
PE	pulmonary embolism	肺血栓塞栓症
RI	radioimmunoassay	放射性同位元素
PIP	proximal interphalangeal joint	近位指節間関節
PTD	preventable trauma death	防ぎ得た外傷死
ROM	range of motion	関節可動域
SHS	sliding hip screw	
SLR	straight leg raise	下肢伸展挙上
TEA	total elbow arthroplasty	人工肘関節全置換術
THA	total hip arthroplasty	人工股関節置換術
THR	total hip replacement	全人工股関節置換術
TKA	total knee arthroplasty	人工膝関節全置換術
tsDMARDs	targeted synthetic DMARDs	分子標的型抗リウマチ薬
UKA	unicompartmental knee arthroplasty	人工膝単顆置換術

付録③　解剖

●全身の骨格と筋肉（前面）

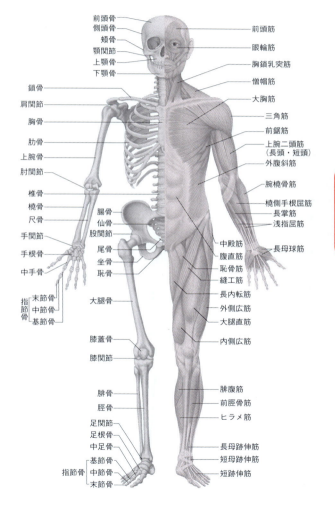

●全身の骨格と筋肉（後面）

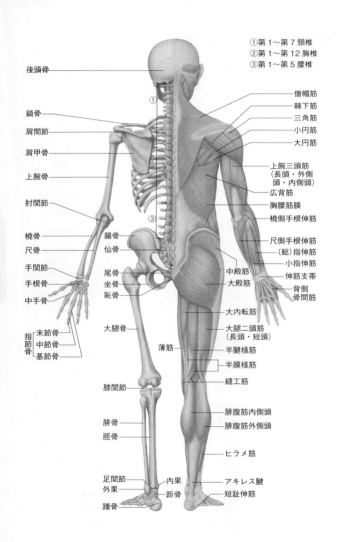

●手掌の骨の構造

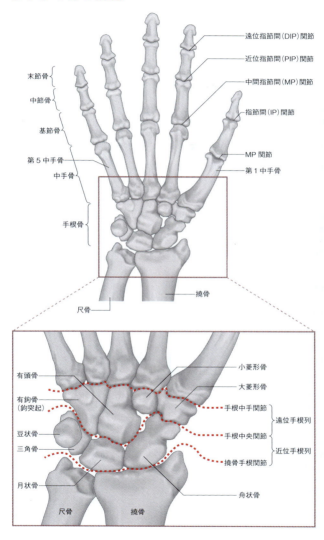

Index

あ

アイシング 251
アキレス腱断裂 168, 378
足関節果部骨折 375
足関節天蓋骨折 375
足底板 132
圧迫骨折 54
アドフィット UD ブレース 132
安静 100
アンパッケージング 334

い

移乗 294
痛みスケール 64
痛みの評価 63
咽頭培養 48

え

エセックス・ロプレスティ分類 381
エバンス分類 370

お

応用動作訓練 292
オピオイド 152

か

ガーデン分類 370
外傷死 325
外傷初期診療手順 325
外傷処置 338
外傷の初期診療 325
介達牽引 123
回復期 24
核医学検査 94
拡散強調画像 82
喀出痰 48
喀痰培養検体 48
学童期 33
　—の発達 33

き

下垂指 260
下垂手 260
家族歴 20
肩腱板断裂 173
活性型ビタミン D_3 製剤 420
環境整備 58
間欠的空気圧迫法 233
観察のポイント 11
関節液検体 47
関節可動域 13
　—訓練 308
　—測定 308
関節拘縮 118
関節の基本的運動 14
関節の手術 185
関節リウマチ 403
感染予防策 44

き

既往歴 20
気管支肺胞洗浄液 48
義歯 243
偽痛風 425
気道の開放 326
機能回復訓練 288
機能的自立度評価表 279
機能評価 278
ギプスカット 119
　—の介助 121
　—の手順 121
ギプス固定 114
ギプス症候群 118
ギプス副子固定 112
急性期 23
局所陰圧閉鎖処置の算定 257
局所陰圧閉鎖療法 253
局所麻酔薬 140
　—の副作用 141
筋萎縮 118
筋弛緩薬 153

筋力トレーニング 285

く

グリソン牽引 123
車椅子 294

け

頸椎椎間板ヘルニア 395
血液ガス分析 47
血液検体 45
血液培養検体 46
血管造影検査 90
牽引療法 123
検査前タイムアウト 88
腱損傷 62, 363
検体採取 43
検体採取容器 44
検体保存方法 44
腱断裂の診断 62, 363
腱の手術 168
腱板断裂 173
現病歴 6

こ

更衣動作 291
高エネルギー外傷 369
抗菌薬 154
口腔ケア 238
後十字靱帯 182
　—の構造 182
後十字靱帯損傷 182
硬性コルセット 131, 133
抗 RANKL 抗体製剤 420
抗リウマチ薬 155
誤嚥 237
　—のリスク評価 237
股関節脱臼 385
呼吸管理 326
骨吸収抑制薬関連顎骨壊死 244
骨吸収抑制薬 156
骨形成促進薬 156

骨粗鬆症　419
骨粗鬆症治療薬　156
骨盤牽引　124
骨盤ベルト　338
骨密度測定　97
固定式歩行器　301
コミュニケーション　50
コンパートメント症候群　407

さ

三角巾　132, 138

し

シーツラッピング　339
磁気共鳴画像　80
始業時点検　2
自己血輸血　162
自己調節硬膜外鎮痛法　262
四肢切断術　212
思春期　34
　―の発達の特徴　34
視診　12, 17
視診のポイント　18
持続大腿神経ブロック　264
持続的他動運動　321
膝関節の構造　177
社会的役割　38
尺骨神経麻痺　260
周術期口腔ケア　240
終末期　26
手根管症候群　411
　―の症状　412
手指骨骨折　360
手術オリエンテーション　166
術後感染対策　249
術後せん妄　270
術後せん妄予防　271
術後疼痛管理　262, 264
術前オリエンテーション　157
趣味　21
循環障害　117
除圧　223
踵骨骨折　380
静脈内自己調節鎮痛法　264

上腕骨遠位部骨折　352
上腕骨外側上顆炎　355
上腕動脈穿刺　92
職業歴　21
食事動作　290
触診　12, 18
　―のポイント　18
褥瘡予防　101
ショック指数　328
ショックの分類　328
歯科不整　243
神経根炎　391
神経根性間欠性跛行　387
神経障害　117
神経障害症状　259
神経ブロック　139
　―の種類　142
人工関節置換術　185, 194
人工肘関節全置換術　197
シンチグラフィー　94
深部感覚検査　414
心理状態　40

す

睡眠の管理　268
スカプラバンド　132
スネーキング　333
スパーリングテスト　396
スピードトラック牽引　123
スリングショット　131, 137

せ

生活習慣　21
生活の特徴　38
清潔ケア　60
精神的支援　66
正中神経麻痺　260
青年期　34
　―の発達の特徴　34
生物学的製剤　155
脊髄症　391
脊髄造影検査　86
脊髄損傷　415
脊髄の手術　217
脊髄の損傷部位　218
脊椎の手術　217

切迫するD　330
舌ブラシ　243
穿刺部位　88
前十字靱帯　177
前十字靱帯損傷　177, 178
洗浄　342
全身状態の評価　160
全脊柱固定　333
　―の除去　334
せん妄患者への対応　275
せん妄のアセスメント　273
せん妄の症状　271
前輪付き歩行器　301

そ

造影検査　79
造影剤増強像　82
創汚染　118
創外固定法　206
早期離床　231
装具装着時のケア　133
装具の種類　132
壮年期　35
ソフトカラー　132
ソフトドレッシング　215
損傷高位と麻痺の分類　416

た

ダーメンコルセット　134
体位調整　238
体位変換　223, 335
退院支援　344
退院調整　344
退院前カンファレンス　347
体幹装具　55
体組成測定　98
大腿骨頭壊死　372
大腿骨の骨折　368
大腿動脈穿刺　92
立ち上がり動作　283
脱衣　330
タッチング　273
弾性ストッキング　232

ち

地域との連携　347
中指伸展テスト　356

中枢神経傷害 329
肘頭骨折 350
中年期 35
肘部管症候群 409
超音波骨折治療器 147
超音波法 97
直達牽引 125
鎮痛薬 151

つ

痛風 423
痛風結節の病態 423

て

低エネルギー外傷 369
ティネル様徴候 410
ティルト・リクライニング車椅子 295
データベース 8
デブリードマン 342
転倒アセスメントツール 246
転倒・転落防止 245

と

橈骨遠位端骨折 357
橈骨神経麻痺 260
橈骨動脈穿刺 92
疼痛コントロール 63
糖尿病性神経障害 413
特発性大腿骨頭壊死症の診断基準 373
特発性大腿骨頭壊死の病期分類 373
徒手筋力テスト 15, 316
トランスファー介助 297
トランスファーボード 298

な

内固定法 200
軟性コルセット 132, 134

に

ニーブレース 132, 136
日常生活動作の評価 22
入院環境整備 59
乳児期 30

—の発達の特徴 31
尿培養検体 49

は

肺合併症 236
排泄援助 61
排泄ケア 102
排泄の管理 266
パッケージング 333
発達段階の特徴 28
馬尾性間歇性跛行 387
バビンスキー反射 392
破裂骨折 54
ハローベスト 131

ひ

鼻咽頭粘液 48
ビグアナイト系糖尿病薬 78
腓骨神経麻痺 136, 260
非ステロイド性抗炎症薬 151
ビスフォスフォネート製剤 420
ビブキン分類 370
皮膚障害 118
表在感覚検査 414

ふ

ファーレンテスト 412
不安 40
フィジカルアセスメント 10
フィラデルフィアカラー 131, 135
フォーク状変形 357
フォルクマン拘縮 203, 353
副甲状腺ホルモン製剤 420
副腎皮質ステロイド 153
プラットホームクラッチ 306
フラットリフト 336
フランケル分類 416
プレート固定 358
フレームカラー 132
プロトン密度強調画像 82

へ

閉所恐怖症 84
変形性股関節症 382

ほ

包帯固定 104
包帯の巻き方 113
包帯法 105
ホーマンズ徴候 203, 230
歩行補助具 299
ポジショニング 223
保湿 244, 330
保清 241
保存温度 46

ま

松葉杖 302
麻薬性鎮痛薬 152
慢性期 25

め

面接 7

も

問診のポイント 11

ゆ

遊離ガス 383
輸血 38
輸血用製剤 38

よ

溶血 45
幼児期 32
幼児期の発達の特徴 32
用手的正中中間位固定法 332
腰椎圧迫骨折 54
腰椎椎間板ヘルニア 399
—の分類 399
四輪型歩行器 299

り

リウマチ治療薬 155
理学療法 280
リハビリテーション 276

ろ

老年期 35
　—の特徴 36
ローグ・ハンセン分類 376
ログロール 335
ロフストランド杖 306

わ

ワークシート 2
ワーファリン 356
腕落下試験 16

A

A：Airway 326
ABCDアプローチ 327
ACL 177
　—損傷 177, 178
ADL訓練 290
ADLの評価 22

B

B：Breathing 326
BAL 48
BI 278

C

C：Circulation 327
Chairテスト 356
CPM 321
CT検査 75

D

D：Dysfunction 329
DVT予防 229
DXA法 97
Dダイマー 231

E

E：Exposure and Environmental control 330

F

FIM 279
FNSテスト 400
Frankel分類 416

I

ISBARC 56

J

J-VAC®ドレナージシステム 266
JCS 8

L

lactate 164
Larry's point 263
LOHF 389
LOS 352, 357
Lund and Browderの法則 405

M

MD法 98
Miller&Jones分類 48
MMT 15, 316
　—のスコア 317
MRI検査 80
　—における禁忌 84

N

NPWT 253
NSAIDs 151

O

off pump CABG 349
on pump beating CABG 349

P

PCEA 262
　—の副作用 263
PCEA用ポンプ 263
PCL 182
　—損傷 182
Primary survey 326
PTB免荷装具 132
PTD 325
PTE 230

R

RICE療法 179

ROM 13, 308

S

Secondary survey 330
SLRテスト 400

T

T1強調画像 81
T2強調画像 81
T字杖 305
TEA 197
Thomsenテスト 356

U

ULP型 363

V

VALI 290, 370
VAP 32, 292, 370
VAS 27
vasospasm 285
VCV 225

X

X線検査 68

数字

2点動作歩行 305
3点動作歩行 306
5P徴候 353
5W1H 55

連絡先一覧

患者急変時

インシデント発生時

入退院受付

患者死亡時

関連部署

整形外科ナースポケットブック

2018年3月31日	初版 第1刷発行
2019年6月13日	初版 第2刷発行

編　集	畑田　みゆき
発 行 人	影山　博之
編 集 人	向井　直人
発 行 所	株式会社 学研メディカル秀潤社 〒141-8414 東京都品川区西五反田 2-11-8
発 売 元	株式会社 学研プラス 〒141-8415 東京都品川区西五反田 2-11-8
印刷・製本	凸版印刷株式会社

この本に関する各種お問い合わせ先
【電話の場合】
- 編集内容については Tel 03-6431-1237（編集部）
- 在庫については Tel 03-6431-1234（営業部）
- 不良品（落丁，乱丁）については Tel 0570-000577
  学研業務センター
  〒354-0045 埼玉県入間郡三芳町上富 279-1
- 上記以外のお問合わせは Tel 03-6431-1002（学研お客様センター）

【文書の場合】
- 〒141-8418　東京都品川区西五反田 2-11-8
  学研お客様センター
  『整形外科ナースポケットブック』係

©M. Hatada 2018. Printed in Japan
- ショメイ：セイケイゲカナースポケットブック

本書の無断転載，複製，頒布，公衆送信，翻訳，翻案等を禁じます．
本書に掲載する著作物の複製権・翻訳権・譲渡権・公衆送信権（送信可能化権を含む）は株式会社学研メディカル秀潤社が管理します．
本書を代行業者等の第三者に依頼してスキャンやデジタル化することは，たとえ個人や家庭内の利用であっても，著作権法上，認められておりません．

JCOPY 〈出版者著作権管理機構委託出版物〉
本書の無断複写は著作権法上での例外を除き禁じられています．複写される場合は，そのつど事前に，出版者著作権管理機構（電話 03-5244-5088, FAX 03-5244-5089, e-mail: info@jcopy.or.jp）の許可を得てください．

本書に記載されている内容は，出版時の最新情報に基づくとともに，臨床例をもとに正確かつ普遍化すべく，著者，編者，監修者，編集委員ならびに出版社それぞれが最善の努力をしております．しかし，本書の記載内容によりトラブルや損害，不測の事故等が生じた場合，著者，編者，監修者，編集委員ならびに出版社は，その責を負いかねます．
また，本書に記載されている医薬品や機器等の使用にあたっては，常に最新の各々の添付文書や取り扱い説明書を参照のうえ，適応や使用方法等をご確認ください．

株式会社 学研メディカル秀潤社